いちばんやさしい

腎臓病の人の
ための
たんぱく質べんり帳

JN037105

主婦の友社

腎臓に負担をかけない食事とは？
腎臓にやさしい食事の基本

食材の栄養がひと目でわかる！
栄養データ 食材編①

食材の栄養がひと目でわかる！
栄養データ 食材編②

食材の栄養がひと目でわかる！

栄養データ 料理編

**腎臓病の基礎知識 ＆
データで見る！
たんぱく質の賢いとり方**

この本の特徴

　現在、慢性腎臓病（CKD）の患者数は、成人の8人に1人にあたる1330万人にものぼります。適切な治療を行わなければ確実に病気が進行するため、早めに治療を始めることが重要です。症状の進行を抑え、腎機能を保護するためには、食事療法や運動療法が欠かせません。食事療法はエネルギーや食塩の摂取量を適切にするのが基本ですが、必要に応じてたんぱく質やカリウム、リンなどの摂取を控えることがあります。

　最近では食品の栄養成分表示が義務づけられているとはいえ、カリウムやリンまでは表示されていないことが多いのが現状です。本書では、日常的によく食べる食材＆料理480品について、腎臓病の食事療法で特に重要な「エネルギー」「たんぱく質」「炭水化物」「食物繊維」「食塩相当量」「カリウム」「リン」「水分」の栄養価を掲載しています。食品は卵1個、あじ1尾など切りのよい単位や、大さじ1杯などといった身近な量で示しました。魚介や野菜などで食べない部分（廃棄分）がある場合は、それを引いて示しているので複雑な計算の必要もありません。

　医師や管理栄養士の指導のもと食事のコントロールに取り組んでいる方々の、毎日の食事に本書がお役に立てば幸いです。

ここが使いやすい

 日常よく使う食材＆料理を480点、すべてカラー写真で紹介。栄養成分が一目瞭然で見やすい

 1個、1切れ、1束など、身近な量で示しているので、複雑な計算をしなくても栄養成分がわかる

 たんぱく質を多く含む食材は、1食分のめやす「30g」の栄養価も示しているので献立が立てやすい

 たんぱく質とカリウムの少ない順の食材データも掲載。たんぱく質、カリウムを抑えたいときの食材選びに役立つ

 野菜は「生」と「ゆでたあと」のカリウム量を掲載。加熱後のカリウムの変化を知ることができる

＊本書は「日本食品標準成分表2020年版（八訂）」に対応しています。

＊栄養成分値に使われている記号には、次のような意味があります。

栄養成分値のこと

0	まったく含まないか、含まれていないとみなす
〔**0**〕	推定値が0
微	0ではないが、微量
―	未測定のもの、あるいは算定や定量ができなかったためデータが発表されてないもの

腎臓にやさしい食事の基本

腎臓病の食事療法は、適切なエネルギー量とたんぱく質の摂取、食塩の制限が基本。病気の進行により、カリウム、リン、水分の制限も必要になります。この章では食事療法のカギとなるたんぱく質に重点をおいて、どのような栄養素なのか、適切に効率よくとるポイントなどを解説しています。食塩やカリウムも含め、なぜ、制限や調整が必要なのか？ しっかりと理解したうえで、自分に合った食事療法を行いましょう。

食事内容の見直しが重要！
腎臓の負担を軽くする食事とは？

食事療法の目的は
腎臓の負担を軽くすること

　腎臓は、体内で絶え間なくできる老廃物や水分、塩分を処理しています。慢性腎臓病はその処理機能に障害が生じた病気です。

　障害をくい止める方法は、腎臓にかかる負担を減らすことです。それには食事療法が大切です。食事でとる食塩や、老廃物を生み出すたんぱく質の摂取量を適切にコントロールすることが重要です。

ステージ（重症度）に合った
食事の制限

　慢性腎臓病はステージ（重症度）G1からG5までの6段階に分けられます。自分のステージとそれに合った食事療法で進めますが、大半の腎臓病に共通するポイントがあります。

　それは、①適正エネルギー量の摂取、②たんぱく質の適切な摂取、③食塩の制限です。加えて、④症状によってカリウム・リ

慢性腎臓病（CKD）の進行と食事療法の経過

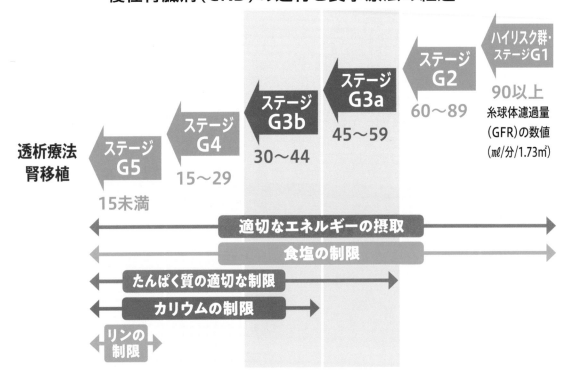

ン・水分の制限が必要です。

医師の診断を受け、治療の方針が決まると、1日の食事からとるたんぱく質量、エネルギー量、食塩量が指示されます。病気の症状によって、カリウム、リン、水分の摂取量にも制限が必要です。

ステージG1とG2では、原疾患の治療に加え、食事療法を徹底することで、腎機能の低下を抑えることができます。ステー

ジG3とG4では、原疾患の治療は難しくなるため、食事療法の比重がより大きくなります。G5では透析療法や腎移植の検討が必要ですが、この段階以降も、食事療法は腎機能を保つために重要です。

つまり食事療法は、慢性腎臓病を進行させないための重要な治療法なのです。腎臓病の診断を受けたら、すぐに食事療法にとり組みましょう。

腎臓の負担を軽くする食事の4つのポイント

食事療法はけっして我流で始めることはせず、医師と相談しながらとり組みましょう。

1 適正エネルギー量の摂取

腎機能の低下を防ぐには、エネルギーを過不足なくとることが、重要なポイントです。生きていくために必要なエネルギー量を摂取しないと、病気の回復を妨げたり、体のさまざまな機能に悪い影響を与えます。

➡ 適正エネルギーについては18ページ参照

2 たんぱく質の適切な摂取

腎臓には、たんぱく質が体内で利用されるときに出る老廃物を濾過する役割があります。その負担を減らすために、自分に合ったたんぱく質量を知ることが大切。そのうえで適正量を摂取します。

➡ たんぱく質のとり方は10～17ページ参照

3 食塩の制限

腎臓は、水や食塩を尿で排泄して、体内にそれぞれの量のバランスを保つ働きをしています。食塩をとりすぎると、むくみが生じたり、高血圧などを起こし、腎臓に負担がかかります。

➡ 食塩のとり方は18ページ参照

4 症状によってカリウム・リン・水分の制限

血中カリウム濃度が高くなるなど、腎臓病が進行したらカリウムやリンを、さらに進行して透析療法を行う場合は水分を、というようにそれぞれの摂取量を制限する必要があります。

➡ カリウム・リン・水分のとり方は20ページ参照

7

食事制限を始める前に理解しておきたい！
腎臓の働きとしくみ

全身の老廃物をとり除き尿として排出

　腎臓とはどのような臓器なのか、体内でどのような働きをしているのか、腎臓のしくみをチェックしておきましょう。

　腎臓は体を構成する水分（体液）の状態（さまざまな成分のバランス）を維持するために働いています。そのひとつが血液中の老廃物、有害物質の除去です。尿を排泄することにより、体内の水分量も一定に保たれています。

　腎臓には全身をめぐってきた大量の血が流れ込みます。血液は全身に酸素や栄養を与える一方で、そこには体の活動でつくられたさまざまな老廃物も流入してきます。尿素、尿酸、クレアチニン、アンモニアなどが代表例です。腎臓はこれらの有害な老廃物をとり除き、尿として排泄するという重要な役割を担っているのです。

フィルターの役割をする糸球体

　尿をつくっているのは腎臓の皮質にある尿細管です。老廃物をとり除くのは、"糸球体"という組織で、ボーマン嚢（のう）という袋でおおわれています。糸球体は毛細血管がいくつもからみ合って、まるで毛糸玉のようになっているものです。この毛細血管（糸球体）の壁がフィルターの役割を果たし、老廃物を水分といっしょに濾過（ろか）します。

　糸球体とボーマン嚢をまとめて腎小体といい、さらに腎小体と尿細管をまとめて"ネフロン"と呼びます。左右の腎臓に合計約200万個もあります。それらひとつひとつで尿がつくられています。つくられた尿は尿管を通って膀胱へと運ばれます。

　腎臓がまったく動かなくなると全身に毒素がたまってしまうので、ネフロンの一部に障害が起きても、ほかのネフロンでカバーできるような余力が備わっています。腎機能がかなり低下するまで自覚症状が出ないのはそのためです。しかしその仕事量が増えすぎると、カバーする力が効かなくなってしまうのです。

腎臓のそのほかの働き

　腎臓は同時に、筋肉の収縮・弛緩（しかん）、さまざまな組織の複雑な作用が順調に行われるために大切な電解質の調節もしています。

　ほかにも、腎臓には血液中のpHを弱アルカリ性に保つ働きがあります。食べ物を代謝する過程で、酸性の物質ができますが、尿がつくられる過程で血液中のpHが調整されるため、人の体の血液中のpHは常に 7.40 ± 0.05 に保たれています。

　また、腎臓では赤血球をつくるために必要なエリスロポエチンをはじめ、血圧上昇作用をもつレニン、血圧低下作用をもつキニンなど、さまざまなホルモンがつくられています。骨の強化に必要なビタミンDの活性化も腎臓の働きによるものです。

腎臓の働き

● 糸球体で血液を濾過して老廃物を取り除き、尿を排泄する

● 体内の水分調節や電解質（カリウムなど）の濃度が一定になるよう調節する

● 血液に必要な赤血球をつくるホルモンや血圧を調整するホルモンを分泌し、体内環境をととのえる

腎臓のしくみ

腎臓は、背中側の肋骨と腰骨の間に、左右ひとつずつある臓器です。大きさは直径約12cm、短径約6cm、厚さ約3cm、重さ約150gで、形はそら豆に似ています。外側を皮質がおおい、内側に髄質（腎錐体）、中心には腎盂があります。

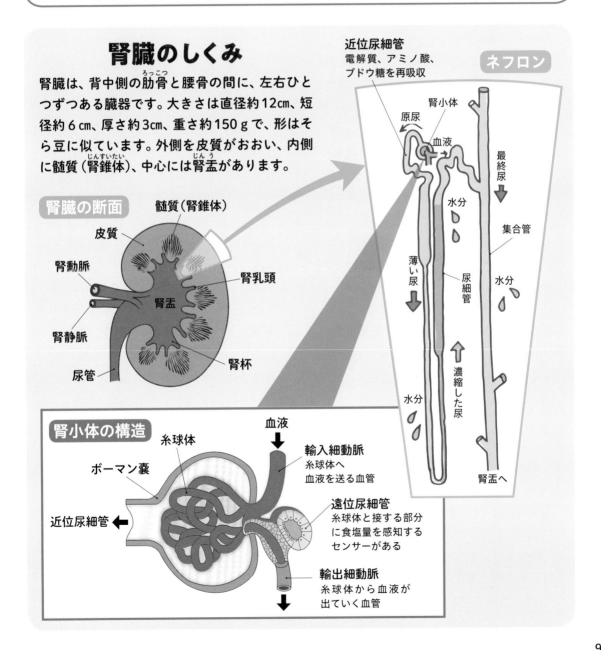

腎臓の断面
髄質（腎錐体）
皮質
腎動脈
腎静脈
腎盂
腎乳頭
尿管
腎杯

ネフロン
近位尿細管
電解質、アミノ酸、ブドウ糖を再吸収
腎小体
原尿
血液
最終尿
水分
集合管
薄い尿
尿細管
水分
濃縮した尿
水分
腎盂へ

腎小体の構造
糸球体
血液
ボーマン嚢
輸入細動脈
糸球体へ血液を送る血管
近位尿細管
遠位尿細管
糸球体と接する部分に食塩量を感知するセンサーがある
輸出細動脈
糸球体から血液が出ていく血管

知っているようで知らない！
たんぱく質ってどんな栄養素？

体の土台をつくる
もっとも重要な栄養素

たんぱく質は英語では「プロテイン」といい、ギリシャ語の「第一のもの」が語源です。その名のとおり、体を構成する細胞の中でも中心的な役割を担っています。

ヒトの体の約60%は水分で、15〜20%はたんぱく質でできています。筋肉や臓器、皮膚、血液、骨にいたるまで体の組織を構成する細胞の主成分は、たんぱく質です。

また、脳神経系や消化器官の機能を調整するホルモンや、代謝に欠かせない酵素、病気と戦う免疫抗体など、体の機能を維持するための物質もたんぱく質が材料です。

さらに、たんぱく質は炭水化物、脂質とともに体を動かす「エネルギー産生栄養素」のひとつです。たんぱく質1gあたり4kcalのエネルギーになります。

たんぱく質はアミノ酸が
多数つながってできている

たんぱく質はアミノ酸が多数結合してできた高分子化合物です。アミノ酸は自然界に数百種類あり、たんぱく質を構成するアミノ酸は20種類です。アミノ酸の種類や並び方によって異なる構造になり、それらが集まって体を形成します。その種類はなんと10万種類以上といわれています。

実はヒトだけでなく、細菌やウイルスも含めたさまざまな生き物のたんぱく質は、20種類のアミノ酸で構成されています。20種類のアミノ酸がひとつでも欠けているとたんぱく質は合成できないのです。

体内で合成と分解を
繰り返す

食事からとり込まれたたんぱく質は、消化器官でアミノ酸に分解され、小腸で吸収されます。吸収されたアミノ酸は肝臓で合成され、血液を通して各組織に運ばれます。すでに体内にあるたんぱく質も分解され、アミノ酸の3分の2は再利用されて必要なたんぱく質に生まれ変わり、古い組織が新しくつくりかえられます。残りは尿となって排出されます。また、古くなった皮膚がはがれ落ちるようにたんぱく質が失われることもあります。このようにたんぱく質は合成と分解を繰り返して、体内で一定量に保たれているのです。

不可欠アミノ酸と
可欠アミノ酸

排泄されてしまった分の一部のアミノ酸は、体内で合成することができないため、食品からとる必要があります。これを「不可欠（必須）アミノ酸」といい、それ以外のアミノ酸を「可欠（非必須）アミノ酸」と呼びます。不可欠アミノ酸は9種類、可欠アミノ酸は11種類あります。

たんぱく質の体内での働き

体の組織を構成する

たんぱく質は常に分解と合成を繰り返し、各臓器や筋肉、皮膚、血液など、体の組織を構成する。とくに子どもの成長には欠かせない栄養素で、不足すると成長障害を起こす。

酵素やホルモンの材料となる

体の機能を調整する酵素やホルモンは、たんぱく質を材料としてつくられる。免疫抗体、神経伝達物質の材料にも使われ、生命活動を円滑にする重要な働きがある。

エネルギー源になる

体を動かすエネルギー源。炭水化物や脂質が不足すると、エネルギー源として利用される。たんぱく質1gあたり約4kcalのエネルギーを生み出す。

不足すると……

筋肉量の低下、肌や髪のトラブル、免疫力が低下して病気への抵抗力が弱くなる。体重や基礎代謝力が低下し、子どもの場合は成長障害、高齢者はフレイル（虚弱）を引き起こす。

過剰に摂取すると……

とりすぎた分は尿として排泄されるため、腎臓や肝臓などの内臓に負担がかかります。脂質の多い動物性たんぱく質をとりすぎると腸内環境が乱れ、肥満を招くこともある。

☑ アミノ酸とペプチドの違い

たんぱく質はアミノ酸が鎖状につながった大きな分子です。たんぱく質の状態では体内に吸収されないため、さまざまな消化酵素によってつながりを短くしていきます。そして、アミノ酸が数個つながったオリゴペプチド、最小成分の遊離アミノ酸まで分解されます。

たんぱく質とペプチドの違いは、アミノ酸が結合する個数です。その個数が50以上の集合体は「たんぱく質」、2〜20個程度のアミノ酸が結合したものを総じて「ペプチド」といい、これが4つの結合なら「テトラペプチド」、20個なら「オリゴペプチド」と、名前が変わります。

また、大きさだけでなく分解されたときの吸収速度も違います。アミノ酸は消化分解の必要がないくらい細かい分子です。そのため、吸収速度が速いのですが、ペプチドもアミノ酸に近い細かい分子ですから、たんぱく質にくらべると吸収が早くなります。

少なすぎても多すぎても腎臓の負担に!?
たんぱく質の適切な量とは？

老廃物を濾過するという
腎臓の大切な役割

食品に含まれるたんぱく質は、体内でそのまま利用することはできず、胃や腸で分解されたうえで合成されます。体によいとされる酵素や、肌を組成するコラーゲンを摂取しても、消化により分解されるので、特定のたんぱく質がそのまま増えることはありません。

腎臓は、たんぱく質が体内で利用されるときに出る老廃物を濾過する大切な役割を担っています。

多すぎても少なすぎても
腎臓に負担がかかる

たんぱく質を過剰に摂取すると腎臓に負担がかかるため、腎機能の低下を招く要因になります。そのため、腎機能が低下している人は、食事で摂取するたんぱく質の量を適切にコントロールして、腎臓の負担を軽くする必要があるのです。

とはいえ、たんぱく質はむやみに減らすのは禁物です。食事全体のエネルギー摂取量が不足すると、体内のたんぱく質を分解してエネルギーを得ようとして、腎臓に負担がかかります。とくに基礎体力が低下している高齢者は、たんぱく質を制限しすぎてはいけません。過不足なく、適切な量をとることが肝心です。

たんぱく質の必要量は
一人ひとり異なる

健康な人の1日のたんぱく質摂取推奨量は、『日本人の食事摂取基準（2020年版）』によると、男性（18歳以上65歳未満）で65g、女性（18歳以上）で50gとなっています。ただし、これはあくまでも多くの人の平均から算出したもので、必要なたんぱく質の量は、体格や身体活動量（19ページ参照）によって一人ひとり異なります。たとえば、体重60kgのヒトは、1日に60〜65gのたんぱく質をとり、消化によりアミノ酸に分解し、遊離アミノ酸として体内に蓄えておく必要があります。これがアミノ酸バランスプール（14ページ参照）です。もっとも大きなアミノ酸バランスプールは骨格筋です。生命維持のためには、日々の食事によりたんぱく質を摂取することが大切です。

腎臓病の人は症状に合わせて
適切な量を守る

腎臓病の人は1日にどの程度のたんぱく質を摂取したらよいのでしょう。

たんぱく質をどの程度減らすかは、患者さんの腎機能やあわせもつ病気の状態や体格によって考慮されます。医師から指示された量を守るようにしましょう。

1日に必要なたんぱく質摂取量
腎臓病の人の場合

＊ステージ分類については
131ページ参照

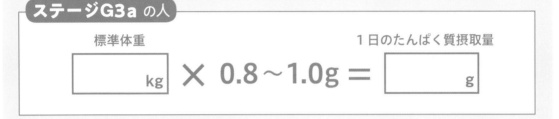

ステージG1、G2 の人

過剰な摂取をしない

ステージG3a の人

標準体重 　 kg $\times$ 0.8〜1.0g $=$ 1日のたんぱく質摂取量 　 g

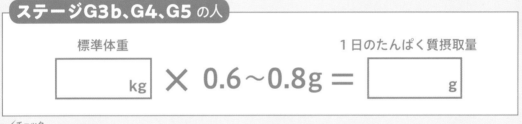

ステージG3b、G4、G5 の人

標準体重 　 kg $\times$ 0.6〜0.8g $=$ 1日のたんぱく質摂取量 　 g

✓チェック

☐ 専門医の判断と管理栄養士による指導が必要です。

☐ 虚弱な状態（フレイル）の高齢者にはたんぱく質制限はすすめられません。

1日に必要なたんぱく質摂取量/健康な人の場合

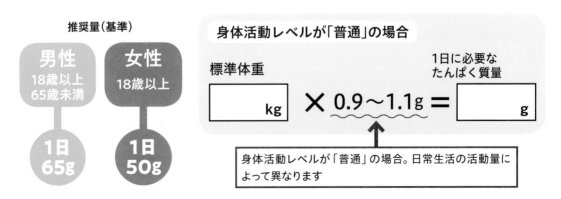

推奨量（基準）

男性
18歳以上
65歳未満

1日
65g

女性
18歳以上

1日
50g

身体活動レベルが「普通」の場合

標準体重 　 kg $\times$ 0.9〜1.1g $=$ 1日に必要な たんぱく質量 　 g

身体活動レベルが「普通」の場合。日常生活の活動量に
よって異なります

13

「量」に加え「質」も重要！
たんぱく質を効率よくとるコツ

たんぱく質の「質」を決める
アミノ酸スコア

　たんぱく質には、「動物性」と「植物性」があります。動物性たんぱく質は、肉や魚介、卵、乳製品など、動物からとれるたんぱく質。一方、植物性たんぱく質は大豆や穀物、野菜などに含まれるたんぱく質のことです。動物性と植物性など、食材によって不可欠アミノ酸の組み合わせバランスは異なります。食品中のたんぱく質の栄養価は不可欠アミノ酸の量によって決まります。9種類の不可欠アミノ酸がすべて適切な量と割合で含まれていれば、たんぱく質はアミノ酸バランスプールで効率よく合成されます。食品に含まれるアミノ酸の割合と量は、アミノ酸スコアをもとに測ることができます。

　アミノ酸スコアとは、不可欠アミノ酸の基準値をもとにたんぱく質の「質」を算出したものです。ヒトの体が必要とする9種類の不可欠アミノ酸の量をすべて満たしているとき、アミノ酸スコアは100となり、良質なたんぱく質であるといえます。

　動物性たんぱく質はアミノ酸スコアが高く不可欠アミノ酸をバランスよく含み、体内への吸収率も95％以上。一方、植物性たんぱく質である大豆や大豆製品はアミノ酸スコアも高く良質ですが、不足している不可欠アミノ酸があり、体内への吸収率も

80〜85％ほどです。

肉や魚介、卵、大豆製品から
まんべんなく摂取する

　アミノ酸スコアだけを見ると、「動物性たんぱく質のみとればいいのでは？」と考えがちですが、献立を考える際にはどちらもとり入れることが大切です。

　肉や魚介などは良質のたんぱく質ですが、同時に脂質も含まれています。とりすぎるとカロリーオーバーで肥満を招く要因になります。植物性たんぱく質である豆や大豆製品は、不可欠アミノ酸のバランスがよく低脂質・低エネルギー。食物繊維も豊富ですが、1食にとれる量で見ると動物性よりも少なめです。

　「動物性」と「植物性」のどちらかに偏ると、体内のアミノ酸バランスが悪くなり、結果として、たんぱく質合成や代謝が低下し、さまざまな不具合を招くことになります。

　たんぱく質は1回の食事で吸収できる量に限りがあり、過剰にとっても排泄されてしまいます。そのため、1日3回の食事からこまめにとることが大切です。肉や魚介、卵、大豆製品など、アミノ酸スコアの高い食品をまんべんなくとりましょう。そして、アミノ酸スコアは低いけれどエネルギー源にもなる穀類と一緒にとることで、いっそう効率よくたんぱく質をとりこむことができます。

アミノ酸バランスプール 不可欠アミノ酸の桶理論

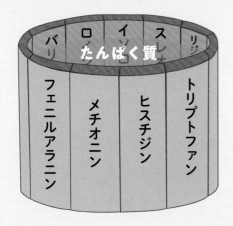

アミノ酸スコアが高い

9種類の不可欠アミノ酸がすべて適切な量と割合で含まれていれば、たんぱく質はアミノ酸バランスプールで効率よく合成される

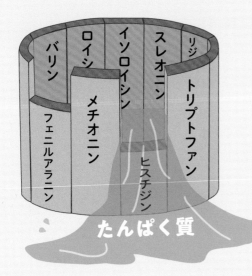

アミノ酸スコアが低い

一番欠けているアミノ酸のことを「第一制限アミノ酸」と呼ぶが、左の場合はヒスチジンが第一制限アミノ酸。合成されるたんぱく質の量は、もっとも少ないアミノ酸の量により決まる

ヒスチジンが多い食品と組み合わせると効率のよい桶になる

たとえば

ご飯はリジンが少なく、大豆はリジンが多いので、

納豆とご飯は◎

何をどれだけ食べたらいい？
1日にとる食品のめやすとたんぱく質量

食品に含まれる
たんぱく質量を知ることも重要

　朝食を抜いたり、簡単にすませることが多い人は、昼食と夕食にたんぱく質を多くとる食習慣になっていませんか？

　たんぱく質は1回の食事でまとめて摂取しても、すべてが体内のたんぱく質の合成に使われるわけではなく、こまめに補給することが大切。1日に必要なたんぱく質は、1日3回の食事でおおよそ均等に分けて摂取することを心がけましょう。

　腎臓病の人の食事でたんぱく質制限が50gの場合、1食にすると15〜20g。この必要量を守るためには、どんな食品にどれぐらいのたんぱく質量が含まれているのかを知ることも重要。足りないと思ったら適宜補い、逆に量が多すぎないかをチェックする習慣をつけることが大切です。

　そのうえでカリウムや食塩など、制限が必要な栄養素に気を配りながら、糖質や脂質などのエネルギー源、野菜やきのこなどのビタミン源をとります。そのためには、さまざまな食品から偏りなくとることを心がけましょう。

食品の重量＝
たんぱく質量ではない

　食事療法で指示される「たんぱく質○g」は、食品に含まれるたんぱく質の重量です。肉や魚、卵などの総重量が40g、という意味ではありません。たとえば卵。Mサイズ1個60gで殻を除いた食べる量は51g、たんぱく質量は6.2gです。肉や魚は種類や部位によって、含まれるたんぱく質量は異なります。

卵1個のたんぱく質量に相当する肉や魚はどのぐらいの量？

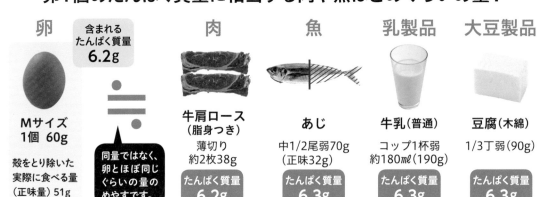

卵
含まれるたんぱく質量 **6.2g**
Mサイズ1個 60g
殻をとり除いた実際に食べる量（正味量）51g

同量ではなく、卵とほぼ同じぐらいの量のめやすです。

肉
牛肩ロース（脂身つき）
薄切り約2枚38g
たんぱく質量 **6.2g**

魚
あじ
中1/2尾弱70g（正味32g）
たんぱく質量 **6.3g**

乳製品
牛乳（普通）
コップ1杯弱約180ml（190g）
たんぱく質量 **6.3g**

大豆製品
豆腐（木綿）
1/3丁弱（90g）
たんぱく質量 **6.3g**

1日にとる食品のめやす量とたんぱく質量

各食品グループからとりたいたんぱく質をもとに、食品の重量を換算しためやす量を示しましたので、参考にしてください。

主菜になるもの

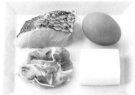

魚介
1日 50〜80g
たんぱく質量で
10〜16g

卵 1日1個
（約51g）
たんぱく質量で
約6.2g

肉類
1日 40〜50g
たんぱく質量で
8〜12g

大豆製品（豆腐の場合）
1日 50〜90g
たんぱく質量で
3〜6g

主食になるもの

ご飯（精白米）
1日540g（180g×3食）

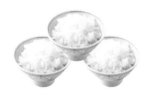

たんぱく質量で
13.5g

副菜になるもの

野菜
1日
200〜300g
たんぱく質量で
2.5〜3.0g

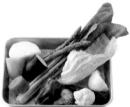

いも
1日
80〜100g
たんぱく質量で
1.0〜1.5g

きのこ・海藻
1日
20〜30g
たんぱく質量で
0.5〜1g

間食など

乳製品
（牛乳の場合）
90〜100g

たんぱく質量で
3.0〜3.3g

果物
1日
150〜200g

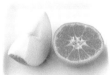

たんぱく質量で
1.0〜1.5g

調味料
（ごま、しょうゆ、みそ、マヨネーズの場合）

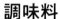

ごま	小さじ1
しょうゆ	小さじ1
みそ	小さじ1
マヨネーズ	大さじ1

たんぱく質量で
1〜2g

適切なエネルギーとは？　食塩量は何g？
エネルギーと食塩のとり方

たんぱく質を適切にとり、エネルギーも適切にとる

　腎臓病の食事療法でたんぱく質の摂取量を控えると、どうしても食事の総摂取エネルギー量も不足しがちになります。すると、体を構成する筋肉などのたんぱく質がエネルギー源として利用・分解されます。その結果、老廃物が増えて腎臓に負担をかけてしまいます。

　こうした事態を防ぐために、たんぱく質量を適切にとり、エネルギー量も十分にとることが重要です。たんぱく質量の制限が厳しくなるほど、しっかりとエネルギー量を確保しなければなりません。一方で、腎機能を低下させる3大リスクである高血圧、糖尿病、脂質異常症を改善するには、エネルギーの過剰摂取を改め、肥満を解消する必要があります。摂取エネルギーは、標準体重を維持できる適量に調整することが肝心です。

たんぱく質を減らした分は脂質と糖質で補う

　適正なエネルギー量をとるポイントは、たんぱく質の摂取量を減らしている分、脂質と糖質を補うことです。脂質を多く含む食品としては油脂が、糖質を多く含む食品としてはでんぷん製品や甘味料などが、腎臓病の人がエネルギー量を確保するのに適しています。ただ、エネルギーを脂質と糖質で補うとなると、油っこくて甘ったるい食事になりがちで

す。いろいろな食品をとり入れるように配慮しながら献立を工夫することが必要です。

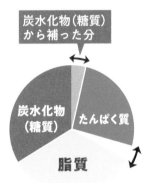

エネルギー量が不足したら？

エネルギー量の不足分は、たんぱく質以外のエネルギー源の脂質、炭水化物（糖質量）を増やして補うようにします。

食塩の制限は腎臓を守る要　食塩は1日6g未満に抑える

　腎臓は血圧調整にかかわる臓器です。腎機能が低下すると、余分なナトリウムを尿として排泄する働きが衰えてナトリウムと水分の調整がうまくいかなくなるため、高血圧やむくみが生じます。高血圧が続くと腎臓の働きはさらに低下します。そのため、食塩をとりすぎないことはいうまでもなく、病気の状態に合わせて食塩の摂取量を減らす必要があるのです。

　食塩の摂取量は「1日6g未満」に抑えることで、腎臓の負担を軽くすることができます。「1日6g未満」とは、日本高血圧学会が推奨する食塩摂取目標値であり、慢性腎臓病（CKD）をベースにした食事基準でも、各病期の上限値として設定されることが多い値です。

1日に必要な適正エネルギー量の計算式

1日に必要なエネルギー量は、体格や身体活動量を考慮して算出します。さらに肥満かどうか、糖尿病などがあるかなど、それぞれの患者さんのあわせもつ要因も考え合わせて、指示エネルギーが決められます。

❶ 標準体重を求める

*）体格指数を表すBMI（ボディ・マス・インデックス）に基づく。BMIが「22」のときが病気になりにくい理想的な体重（標準体重）とされています。

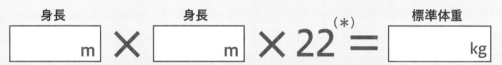

身長 $\boxed{\text{m}}$ × 身長 $\boxed{\text{m}}$ × $22^{(*)}$ = 標準体重 $\boxed{\text{kg}}$

❷ 1日の適正エネルギー量を計算する

標準体重 $\boxed{\text{kg}}$ × 身体活動量 $\boxed{\text{kcal/kg}}$ = 適正エネルギー量 $\boxed{\text{kcal}}$

体重1kgあたりに必要なエネルギー量は、日常生活の活動量によって異なります。自分に合った数値を選びます。肥満の人は低いほうで計算します。

低い 25〜30
軽い労作
歩行は1日1時間程度
デスクワークなど軽作業が多い職業

普通 30〜35
普通の労作
歩行は1日2時間程度
立ち仕事が多い職業

高い 35〜
重い労作
1日に1時間以上は
力仕事に従事している職業など

例）身長170cm、会社員（男性・デスクワークが中心で、移動も車が多い人の場合）

標準体重 1.7×1.7×22＝63.58
➡小数点以下四捨五入して64kg

適正エネルギー量 64kg × 30kcal/kg
＝1920kcal

1日あたりの食塩摂取基準（成人の場合）

性別	生活習慣病予防のための目標値（＊1）	高血圧及び慢性腎臓病の重症化予防のための推奨量（＊1）	現状の平均量（＊2）
男性	7.5g 未満	6g 未満	10.5g
女性	6.5g 未満	6g 未満	9.0g

*1）日本人の食事摂取基準（2020年版）＊2）令和元年国民健康・栄養調査

減らしすぎは禁物！ 1日3g以上は摂取する

「1日6g未満」の食生活を続けるときに気をつけてほしいのが、食塩をむやみに減らしすぎないこと。6g未満を厳守するあまり、食塩をまったくとらないという、極端なケースも見受けられますが、低カリウム血症を引き起こす要因にもなります。必ず、1日3g以上は摂取することが肝心です。

なぜ、カリウム、リン、水分の制限が必要なのか？
カリウム・リン・水分のとり方

カリウムの適正量は
病気の状態によって異なる

カリウムは、私たちの筋肉や神経にとって重要な働きをする栄養素（ミネラル）です。このカリウムについても、腎臓は排泄量を調節して血液中の濃度を一定に保っています。腎機能が良好な状態では、カリウムの摂取は血圧を正常に保つことにつながります。

しかし、腎機能が低下してくると、カリウムを排泄する力が弱くなって、血液中にカリウムが蓄積してきます。血液中のカリウム濃度が高くなると、筋肉の収縮がうまくいかなくなって手足が麻痺したり、心臓に重度の不整脈を起こし、命にかかわることもあります。

そこで、血中カリウム濃度が一定の数値以上になったら、食事からとるカリウムを制限します。まれではありますが、慢性腎臓病（CKD）の重症度が低くてもカリウムの制限が必要になることもあります。

食品からのカリウムの１日の適正摂取量は病気の状態によって異なりますので、医師の指示に従いましょう。

注意すべきは
無機リンを含む加工品

血中のカルシウム・リンの値が高くなると、血管の石灰化につながり、動脈硬化の原因になります。そのため腎不全の状態にある人は、リンのコントロールがとりわけ大切です。

リンには有機リンと無機リンがあり、有機リンは主に、肉や魚介、卵、乳製品、大豆製品など、たんぱく質が多い食品に含まれています。医師からリンを制限されると肉や魚介の摂取を減らす人がいますが、たんぱく質を控えすぎると筋肉量が減って、フレイル（虚弱）を招きます。指示された以上にはたんぱく質を制限しないことが大切です。

注意したいのは、無機リンを含む加工食品です。無機リンは吸収率が高く、ソーセージなどの結着剤やチーズの乳化剤、炭酸飲料の酸味料など、食品添加物に多く含まれています。リンを減らすには、清涼飲料水、ハムやソーセージ、プロセスチーズといった加工食品、スナック菓子、インスタントラーメンを控えます。また、リン吸着薬を服用する方法もあります。食品からのリンの摂取量についても病気の状態により異なるので、医師の指示に従いましょう。

透析療法を受けている場合は、
水分量の調整が重要

また、水分量を制限しなければならない場合もあります。これは乏尿や無尿のときで、主に透析療法を受けている場合です。透析をしている人は、水分量の調整がとても重要です。

食材の栄養がひと目でわかる！

栄養データ
食材編①

穀類、肉類、魚介類、卵類、乳類、豆類

主食となる穀類、主に主菜になる肉や魚介など、日常でよく使う162点を選び、栄養データを掲載。食材は1個、1尾といった「めやす量」で栄養価がわかるので、面倒な栄養計算の必要もありません。毎日の食事作りに活用してください。

めやす量
卵1個、魚1尾、納豆1パックなど、日常よく使われる単位であらわした量です。廃棄分（魚や肉の骨、卵の殻など、捨てる分）がある場合は、その重量も含みます。

30g（正味）の栄養価
めやす量とは別に30gの栄養価も表示。肉や魚介、卵、乳・乳製品、大豆・大豆製品は1食でとるたんぱく質量は異なりますが、参考にしてください。なお、主食の穀類は100gの数値を掲載しています。

正味量
実際に食べる量で、全体量から廃棄分（魚や肉の骨、卵の殻など、捨てる分）の重量を引いた量です。

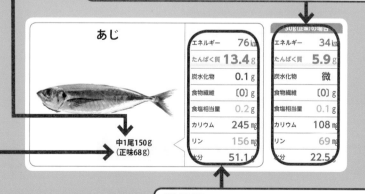

あじ

エネルギー	76 kcal
たんぱく質	13.4 g
炭水化物	0.1 g
食物繊維	〔0〕g
食塩相当量	0.2 g
カリウム	245 mg
リン	156 mg
水分	51.1

中1尾150g
（正味68g）

30g（正味）の場合

エネルギー	34 kcal
たんぱく質	5.9 g
炭水化物	微
食物繊維	〔0〕g
食塩相当量	0.1 g
カリウム	108 mg
リン	69 mg
水分	22.5

栄養価
エネルギー、たんぱく質、炭水化物、食物繊維、食塩相当量、カリウム、リン、水分を表示。いずれも成分値はめやす量を示しています。

＊栄養成分値は「日本食品標準成分表2020年版（八訂）」をもとに算出。品種や産地、季節などの条件によって違いが生じます。平均的な数字ですので、めやすとしてください。

ご飯（精白米）

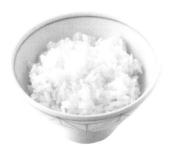

茶碗1杯 150g

エネルギー	234 kcal
たんぱく質	3.8 g
炭水化物	55.7 g
食物繊維	2.3 g
食塩相当量	0 g
カリウム	44 mg
リン	51 mg
水分	90.0 g

100g（正味）の場合

エネルギー	156 kcal
たんぱく質	2.5 g
炭水化物	37.1 g
食物繊維	1.5 g
食塩相当量	0 g
カリウム	29 mg
リン	34 mg
水分	60.0 g

ご飯（玄米）

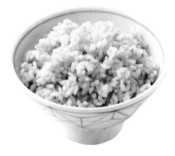

茶碗1杯 150g

エネルギー	228 kcal
たんぱく質	4.2 g
炭水化物	53.4 g
食物繊維	2.1 g
食塩相当量	0 g
カリウム	143 mg
リン	195 mg
水分	90.0 g

100g（正味）の場合

エネルギー	152 kcal
たんぱく質	2.8 g
炭水化物	35.6 g
食物繊維	1.4 g
食塩相当量	0 g
カリウム	95 mg
リン	130 mg
水分	60.0 g

ご飯（胚芽精米）

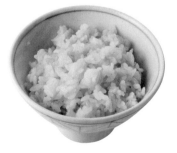

茶碗1杯 150g

エネルギー	239 kcal
たんぱく質	4.1 g
炭水化物	54.6 g
食物繊維	1.2 g
食塩相当量	0 g
カリウム	77 mg
リン	102 mg
水分	90.0 g

100g（正味）の場合

エネルギー	159 kcal
たんぱく質	2.7 g
炭水化物	36.4 g
食物繊維	0.8 g
食塩相当量	0 g
カリウム	51 mg
リン	68 mg
水分	60.0 g

ご飯（押し麦入り）

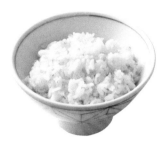

精白米の2割程度の
押し麦を加えたもの

茶碗1杯 150g

エネルギー	241 kcal
たんぱく質	4.9 g
炭水化物	54.1 g
食物繊維	1.5 g
食塩相当量	0 g
カリウム	78 mg
リン	77 mg
水分	91.1 g

100g（正味）の場合

エネルギー	161 kcal
たんぱく質	3.3 g
炭水化物	36.1 g
食物繊維	1.0 g
食塩相当量	0 g
カリウム	52 mg
リン	51 mg
水分	60.7 g

ご飯（雑穀入り）

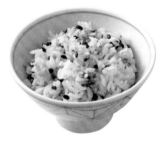

精白米の3割程度の
雑穀（8種）を加えたもの

茶碗1杯 150g

エネルギー	241 kcal
たんぱく質	4.7 g
炭水化物	53.8 g
食物繊維	0.9 g
食塩相当量	0 g
カリウム	82 mg
リン	85 mg
水分	90.6 g

100g（正味）の場合

エネルギー	161 kcal
たんぱく質	3.1 g
炭水化物	35.9 g
食物繊維	0.6 g
食塩相当量	0 g
カリウム	55 mg
リン	57 mg
水分	60.4 g

ご飯（発芽玄米）

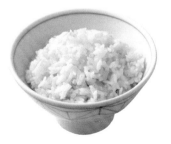

茶碗1杯 150g

エネルギー	242 kcal
たんぱく質	4.5 g
炭水化物	52.5 g
食物繊維	2.7 g
食塩相当量	0 g
カリウム	102 mg
リン	195 mg
水分	90.0 g

100g（正味）の場合

エネルギー	161 kcal
たんぱく質	3.0 g
炭水化物	35.0 g
食物繊維	1.8 g
食塩相当量	0 g
カリウム	68 mg
リン	130 mg
水分	60.0 g

全がゆ（精白米）

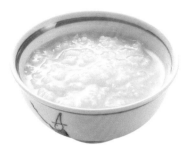

茶碗1杯 220g

エネルギー	143 kcal
たんぱく質	2.4 g
炭水化物	34.5 g
食物繊維	0.2 g
食塩相当量	0 g
カリウム	26 mg
リン	31 mg
水分	182.6 g

100g（正味）の場合

エネルギー	65 kcal
たんぱく質	1.1 g
炭水化物	15.7 g
食物繊維	0.1 g
食塩相当量	0 g
カリウム	12 mg
リン	14 mg
水分	83.0 g

赤飯

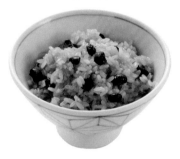

茶碗1杯 150g

エネルギー	279 kcal
たんぱく質	6.5 g
炭水化物	62.9 g
食物繊維	2.4 g
食塩相当量	0 g
カリウム	107 mg
リン	51 mg
水分	79.5 g

100g（正味）の場合

エネルギー	186 kcal
たんぱく質	4.3 g
炭水化物	41.9 g
食物繊維	1.6 g
食塩相当量	0 g
カリウム	71 mg
リン	34 mg
水分	53.0 g

おにぎり

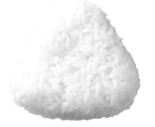

1個 120g

成分値は具なしのもの

エネルギー	204 kcal
たんぱく質	3.2 g
炭水化物	47.3 g
食物繊維	0.5 g
食塩相当量	0.6 g
カリウム	37 mg
リン	44 mg
水分	68.4 g

100g（正味）の場合

エネルギー	170 kcal
たんぱく質	2.7 g
炭水化物	39.4 g
食物繊維	0.4 g
食塩相当量	0.5 g
カリウム	31 mg
リン	37 mg
水分	57.0 g

食パン

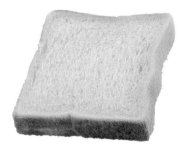

**6枚切り
1枚 60g**

エネルギー	149	kcal
たんぱく質	**5.3**	g
炭水化物	27.8	g
食物繊維	2.5	g
食塩相当量	0.7	g
カリウム	52	mg
リン	40	mg
水分	23.5	g

100g（正味）の場合		
エネルギー	248	kcal
たんぱく質	**8.9**	g
炭水化物	46.4	g
食物繊維	4.2	g
食塩相当量	1.2	g
カリウム	86	mg
リン	67	mg
水分	39.2	g

バターロール

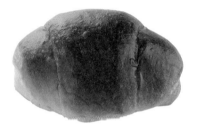

小1個 30g

エネルギー	93	kcal
たんぱく質	**3.0**	g
炭水化物	14.6	g
食物繊維	0.6	g
食塩相当量	0.4	g
カリウム	33	mg
リン	29	mg
水分	9.2	g

100g（正味）の場合		
エネルギー	309	kcal
たんぱく質	**10.1**	g
炭水化物	48.6	g
食物繊維	2.0	g
食塩相当量	1.2	g
カリウム	110	mg
リン	97	mg
水分	30.7	g

フランスパン

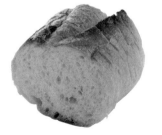

**1切れ（厚さ4cm）
30g**

エネルギー	87	kcal
たんぱく質	**2.8**	g
炭水化物	17.3	g
食物繊維	0.8	g
食塩相当量	0.5	g
カリウム	33	mg
リン	22	mg
水分	9.0	g

100g（正味）の場合		
エネルギー	289	kcal
たんぱく質	**9.4**	g
炭水化物	57.5	g
食物繊維	2.7	g
食塩相当量	1.6	g
カリウム	110	mg
リン	72	mg
水分	30.0	g

クロワッサン

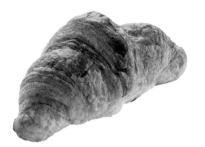

1個 40g

		100g(正味)の場合	
エネルギー	175 kcal	エネルギー	438 kcal
たんぱく質	3.2 g	たんぱく質	7.9 g
炭水化物	17.6 g	炭水化物	43.9 g
食物繊維	0.7 g	食物繊維	1.8 g
食塩相当量	0.5 g	食塩相当量	1.2 g
カリウム	36 mg	カリウム	90 mg
リン	27 mg	リン	67 mg
水分	8.0 g	水分	20.0 g

ライ麦パン

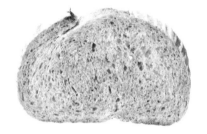

1枚(厚さ1.2cm)
60g

		100g(正味)の場合	
エネルギー	151 kcal	エネルギー	252 kcal
たんぱく質	5.0 g	たんぱく質	8.4 g
炭水化物	31.6 g	炭水化物	52.7 g
食物繊維	3.4 g	食物繊維	5.6 g
食塩相当量	0.7 g	食塩相当量	1.2 g
カリウム	114 mg	カリウム	190 mg
リン	78 mg	リン	130 mg
水分	21.0 g	水分	35.0 g

イングリッシュマフィン

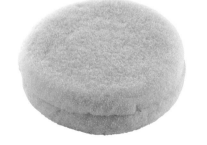

1個 65g

		100g(正味)の場合	
エネルギー	146 kcal	エネルギー	224 kcal
たんぱく質	5.3 g	たんぱく質	8.1 g
炭水化物	26.5 g	炭水化物	40.8 g
食物繊維	0.8 g	食物繊維	1.2 g
食塩相当量	0.8 g	食塩相当量	1.2 g
カリウム	55 mg	カリウム	84 mg
リン	62 mg	リン	96 mg
水分	29.9 g	水分	46.0 g

ベーグル

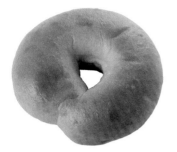

1個 90g

エネルギー	243 kcal
たんぱく質	8.6 g
炭水化物	49.1 g
食物繊維	2.3 g
食塩相当量	1.1 g
カリウム	87 mg
リン	73 mg
水分	29.1 g

100g（正味）の場合

エネルギー	270 kcal
たんぱく質	9.6 g
炭水化物	54.6 g
食物繊維	2.5 g
食塩相当量	1.2 g
カリウム	97 mg
リン	81 mg
水分	32.3 g

バンズ用パン

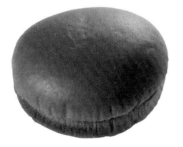

1個 90g

成分値は
コッペパンで算出

エネルギー	233 kcal
たんぱく質	7.7 g
炭水化物	44.2 g
食物繊維	1.8 g
食塩相当量	1.2 g
カリウム	86 mg
リン	68 mg
水分	33.3 g

100g（正味）の場合

エネルギー	259 kcal
たんぱく質	8.5 g
炭水化物	49.1 g
食物繊維	2.0 g
食塩相当量	1.3 g
カリウム	95 mg
リン	75 mg
水分	37.0 g

ぶどうパン

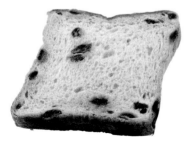

6枚切り
1枚 60g

エネルギー	158 kcal
たんぱく質	4.9 g
炭水化物	30.7 g
食物繊維	1.3 g
食塩相当量	0.6 g
カリウム	126 mg
リン	52 mg
水分	21.4 g

100g（正味）の場合

エネルギー	263 kcal
たんぱく質	8.2 g
炭水化物	51.1 g
食物繊維	2.2 g
食塩相当量	1.0 g
カリウム	210 mg
リン	86 mg
水分	35.7 g

うどん（ゆで）

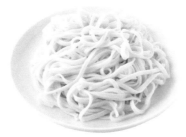

うどん（乾燥）
100gをゆでた
めやす量

240g

エネルギー	281 kcal
たんぱく質	7.4 g
炭水化物	61.9 g
食物繊維	1.7 g
食塩相当量	1.2 g
カリウム	34 mg
リン	58 mg
水分	168.0 g

100g（正味）の場合

エネルギー	117 kcal
たんぱく質	3.1 g
炭水化物	25.8 g
食物繊維	0.7 g
食塩相当量	0.5 g
カリウム	14 mg
リン	24 mg
水分	70.0 g

そうめん（ゆで）

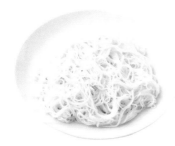

そうめん（乾燥）
100gをゆでた
めやす量

270g

エネルギー	308 kcal
たんぱく質	9.5 g
炭水化物	69.7 g
食物繊維	2.4 g
食塩相当量	0.5 g
カリウム	14 mg
リン	65 mg
水分	189.0 g

100g（正味）の場合

エネルギー	114 kcal
たんぱく質	3.5 g
炭水化物	25.8 g
食物繊維	0.9 g
食塩相当量	0.2 g
カリウム	5 mg
リン	24 mg
水分	70.0 g

そば（ゆで）

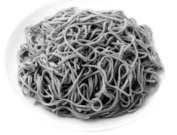

そば（乾燥）
100gをゆでた
めやす量

260g

エネルギー	294 kcal
たんぱく質	12.5 g
炭水化物	57.5 g
食物繊維	3.9 g
食塩相当量	0.3 g
カリウム	34 mg
リン	187 mg
水分	187.2 g

100g（正味）の場合

エネルギー	113 kcal
たんぱく質	4.8 g
炭水化物	22.1 g
食物繊維	1.5 g
食塩相当量	0.1 g
カリウム	13 mg
リン	72 mg
水分	72.0 g

中華めん（蒸し）

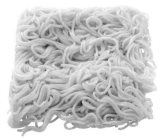

1玉 150g

		100g（正味）の場合	
エネルギー	243 kcal	エネルギー	162 kcal
たんぱく質	7.4 g	たんぱく質	4.9 g
炭水化物	53.4 g	炭水化物	35.6 g
食物繊維	4.7 g	食物繊維	3.1 g
食塩相当量	0.5 g	食塩相当量	0.3 g
カリウム	120 mg	カリウム	80 mg
リン	60 mg	リン	40 mg
水分	86.1 g	水分	57.4 g

中華めん（生）

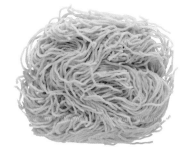

1玉 120g

		100g（正味）の場合	
エネルギー	299 kcal	エネルギー	249 kcal
たんぱく質	10.3 g	たんぱく質	8.6 g
炭水化物	66.8 g	炭水化物	55.7 g
食物繊維	6.5 g	食物繊維	5.4 g
食塩相当量	1.2 g	食塩相当量	1.0 g
カリウム	420 mg	カリウム	350 mg
リン	79 mg	リン	66 mg
水分	39.6 g	水分	33.0 g

スパゲッティ（ゆで）

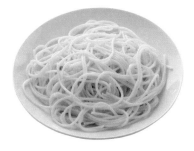

スパゲッティ（乾燥）
80gを1.5%食塩水で
ゆでためやす量　　1食分176g

		100g（正味）の場合	
エネルギー	264 kcal	エネルギー	150 kcal
たんぱく質	10.2 g	たんぱく質	5.8 g
炭水化物	56.7 g	炭水化物	32.2 g
食物繊維	5.3 g	食物繊維	3.0 g
食塩相当量	2.1 g	食塩相当量	1.2 g
カリウム	25 mg	カリウム	14 mg
リン	93 mg	リン	53 mg
水分	105.6 g	水分	60.0 g

即席カップめん

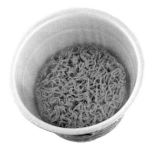

中華スタイル・
ノンフライタイプ。
添付調味料等含む

1食分 97g

エネルギー	305 kcal
たんぱく質	**8.9** g
炭水化物	60.7 g
食物繊維	6.2 g
食塩相当量	6.9 g
カリウム	243 mg
リン	97 mg
水分	14.7 g

100g（正味）の場合

エネルギー	314 kcal
たんぱく質	**9.2** g
炭水化物	62.6 g
食物繊維	6.4 g
食塩相当量	7.1 g
カリウム	250 mg
リン	100 mg
水分	15.2 g

ビーフン（乾燥）

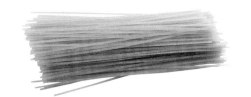

1袋 150g

エネルギー	540 kcal
たんぱく質	**10.5** g
炭水化物	119.9 g
食物繊維	1.4 g
食塩相当量	0 g
カリウム	50 mg
リン	89 mg
水分	16.7 g

100g（正味）の場合

エネルギー	360 kcal
たんぱく質	**7.0** g
炭水化物	79.9 g
食物繊維	0.9 g
食塩相当量	0 g
カリウム	33 mg
リン	59 mg
水分	11.1 g

フォー（乾燥）

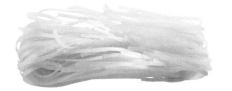

1袋 105g

エネルギー	265 kcal
たんぱく質	**3.8** g
炭水化物	61.3 g
食物繊維	0.9 g
食塩相当量	0.1 g
カリウム	45 mg
リン	59 mg
水分	38.9 g

100g（正味）の場合

エネルギー	252 kcal
たんぱく質	**3.6** g
炭水化物	58.4 g
食物繊維	0.9 g
食塩相当量	0.1 g
カリウム	43 mg
リン	56 mg
水分	37.0 g

切りもち

1個 50g

エネルギー	112 kcal
たんぱく質	2.0 g
炭水化物	25.4 g
食物繊維	0.3 g
食塩相当量	0 g
カリウム	16 mg
リン	11 mg
水分	22.3 g

100g（正味）の場合

エネルギー	223 kcal
たんぱく質	4.0 g
炭水化物	50.8 g
食物繊維	0.5 g
食塩相当量	0 g
カリウム	32 mg
リン	22 mg
水分	44.5 g

ライスペーパー

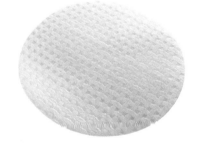

1枚 10g

エネルギー	34 kcal
たんぱく質	0.1 g
炭水化物	8.4 g
食物繊維	0.1 g
食塩相当量	0.2 g
カリウム	2 mg
リン	1 mg
水分	1.3 g

100g（正味）の場合

エネルギー	339 kcal
たんぱく質	0.5 g
炭水化物	84.3 g
食物繊維	0.8 g
食塩相当量	1.7 g
カリウム	22 mg
リン	12 mg
水分	13.2 g

ナン

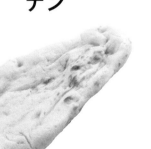

1枚（24cm長さ）
72g

エネルギー	185 kcal
たんぱく質	7.4 g
炭水化物	34.3 g
食物繊維	1.4 g
食塩相当量	0.9 g
カリウム	70 mg
リン	55 mg
水分	26.8 g

100g（正味）の場合

エネルギー	257 kcal
たんぱく質	10.3 g
炭水化物	47.6 g
食物繊維	2.0 g
食塩相当量	1.3 g
カリウム	97 mg
リン	77 mg
水分	37.2 g

ピザ生地

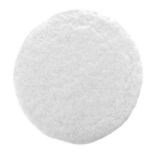

9インチ
1枚 130g

エネルギー	345 kcal
たんぱく質	11.8 g
炭水化物	66.4 g
食物繊維	3.0 g
食塩相当量	1.7 g
カリウム	118 mg
リン	100 mg
水分	45.9 g

100g（正味）の場合

エネルギー	265 kcal
たんぱく質	9.1 g
炭水化物	51.1 g
食物繊維	2.3 g
食塩相当量	1.3 g
カリウム	91 mg
リン	77 mg
水分	35.3 g

ギョーザの皮

1枚 5 g

エネルギー	14 kcal
たんぱく質	0.5 g
炭水化物	2.9 g
食物繊維	0.1 g
食塩相当量	0 g
カリウム	3 mg
リン	3 mg
水分	1.6 g

100g（正味）の場合

エネルギー	275 kcal
たんぱく質	9.3 g
炭水化物	57.0 g
食物繊維	2.2 g
食塩相当量	0 g
カリウム	64 mg
リン	60 mg
水分	32.0 g

コーンフレーク

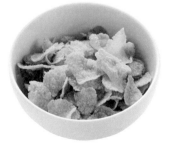

1食分 40g

エネルギー	152 kcal
たんぱく質	3.1 g
炭水化物	33.4 g
食物繊維	1.0 g
食塩相当量	0.8 g
カリウム	38 mg
リン	18 mg
水分	1.8 g

100g（正味）の場合

エネルギー	380 kcal
たんぱく質	7.8 g
炭水化物	83.6 g
食物繊維	2.4 g
食塩相当量	2.1 g
カリウム	95 mg
リン	45 mg
水分	4.5 g

越後ごはん 1/12.5

ご飯 180g

エネルギー	281.8 kcal
たんぱく質	0.36 g
食塩相当量	0～0.02 g
カリウム	0～13.9 mg
リン	0～29.1 mg
水分	―

越後ごはん 1/25

180g

エネルギー	292 kcal
たんぱく質	0.18 g
食塩相当量	0.005～0.009 g
カリウム	0 mg
リン	23 mg
水分	―

越後米粒 1/12.5

（米粒タイプ）1合150g

エネルギー	449.3 kcal
たんぱく質	0.57 g
食塩相当量	0～0.03 g
カリウム	0～10.7 mg
リン	1.8～33.0 mg
水分	―

真粒米 1/25

（米粒タイプ）1合150g

エネルギー	543 kcal
たんぱく質	0.3 g
食塩相当量	0 g
カリウム	0 mg
リン	61.5 mg
水分	―

※製品はいずれも木徳神糧。米粒タイプは100gあたりの数値を1合150gに換算しためやす量です

越後のバーガーパン

1個80g

エネルギー	233 kcal
たんぱく質	0.27 g
食塩相当量	0.3 g
カリウム	8 mg
リン	15 mg
水分	34.7 g

バイオテックジャパン

越後の丸パン

1個50g

エネルギー	143 kcal
たんぱく質	0.2 g
食塩相当量	0.3 g
カリウム	6 mg
リン	11 mg
水分	17.5 g

バイオテックジャパン

ゆめベーカリー たんぱく質調整食パン

1枚100g

エネルギー	260 kcal
たんぱく質	0.5 g
食塩相当量	0.07 g
カリウム	15.8 mg
リン	25.0 mg
水分	41.4 g

キッセイ薬品工業

越後の食パン

1枚50g

エネルギー	134 kcal
たんぱく質	0.19 g
食塩相当量	0.35 g
カリウム	7 mg
リン	3 mg
水分	19.3 g

バイオテックジャパン

アプロテン たんぱく調整 スパゲティタイプ

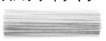

100g

エネルギー	357 kcal
たんぱく質	0.4 g
食塩相当量	0.05 g
カリウム	15 mg
リン	19 mg
水分	11.6 g

ハインツ日本

ジンゾウ先生の でんぷんノンフライ麺

1袋85g

エネルギー	305 kcal
たんぱく質	0.3 g
食塩相当量	0.1 g
カリウム	18 mg
リン	56 mg
水分	10 g

オトコーポレーション

げんたそば

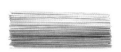

乾・100g

エネルギー	350 kcal
たんぱく質	2.4 g
食塩相当量	0.01～0.02 g
カリウム	93 mg
リン	51.5 mg
水分	―

キッセイ薬品工業

そらまめ食堂 たんぱく質 調整うどん

乾・1束80g

エネルギー	295 kcal
たんぱく質	0.24 g
食塩相当量	0.03 g
カリウム	18 mg
リン	35 mg
水分	9.6 g

ヘルシーネットワーク

※アプロテンは消費者庁許可の特別用途食品ではありません

牛肩ロース（脂身つき）

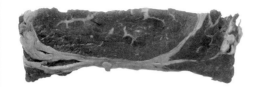

薄切り1枚 20g

エネルギー	59 kcal
たんぱく質	3.2 g
炭水化物	微
食物繊維	〔0〕g
食塩相当量	微
カリウム	52 mg
リン	28 mg
水分	11.3 g

30g(正味)の場合	
エネルギー	89 kcal
たんぱく質	4.9 g
炭水化物	0.1 g
食物繊維	〔0〕g
食塩相当量	微
カリウム	78 mg
リン	42 mg
水分	16.9 g

牛もも（脂身つき）

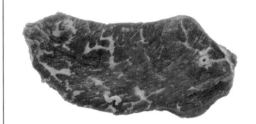

薄切り1枚 50g

エネルギー	98 kcal
たんぱく質	9.8 g
炭水化物	0.2 g
食物繊維	〔0〕g
食塩相当量	0.1 g
カリウム	165 mg
リン	90 mg
水分	32.9 g

30g(正味)の場合	
エネルギー	59 kcal
たんぱく質	5.9 g
炭水化物	0.1 g
食物繊維	〔0〕g
食塩相当量	微
カリウム	99 mg
リン	54 mg
水分	19.7 g

牛バラ（カルビ）

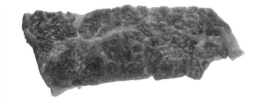

焼き肉用
薄切り1枚 25g

エネルギー	95 kcal
たんぱく質	3.2 g
炭水化物	0.1 g
食物繊維	〔0〕g
食塩相当量	微
カリウム	48 mg
リン	28 mg
水分	11.9 g

30g(正味)の場合	
エネルギー	114 kcal
たんぱく質	3.8 g
炭水化物	0.1 g
食物繊維	〔0〕g
食塩相当量	微
カリウム	57 mg
リン	33 mg
水分	14.2 g

牛ヒレ

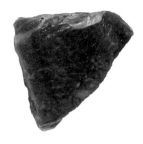

5cm角 125g

エネルギー	221 kcal
たんぱく質	**26.0** g
炭水化物	0.6 g
食物繊維	〔0〕g
食塩相当量	0.1 g
カリウム	475 mg
リン	250 mg
水分	84.1 g

30g（正味）の場合	
エネルギー	53 kcal
たんぱく質	**6.2** g
炭水化物	0.2 g
食物繊維	〔0〕g
食塩相当量	微
カリウム	114 mg
リン	60 mg
水分	20.2 g

牛リブロース（脂身つき）

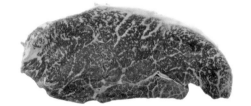

ステーキ用 1枚
（1cm厚さ）150g

エネルギー	570 kcal
たんぱく質	**21.2** g
炭水化物	0.3 g
食物繊維	〔0〕g
食塩相当量	0.2 g
カリウム	345 mg
リン	180 mg
水分	71.9 g

30g（正味）の場合	
エネルギー	114 kcal
たんぱく質	**4.2** g
炭水化物	0.1 g
食物繊維	〔0〕g
食塩相当量	微
カリウム	69 mg
リン	36 mg
水分	14.4 g

牛ひき肉

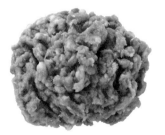

50g

エネルギー	126 kcal
たんぱく質	**8.6** g
炭水化物	0.2 g
食物繊維	〔0〕g
食塩相当量	0.1 g
カリウム	130 mg
リン	50 mg
水分	30.7 g

30g（正味）の場合	
エネルギー	75 kcal
たんぱく質	**5.1** g
炭水化物	0.1 g
食物繊維	〔0〕g
食塩相当量	0.1 g
カリウム	78 mg
リン	30 mg
水分	18.4 g

豚肩ロース（脂身つき）

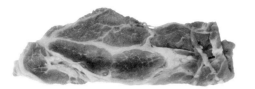

薄切り1枚 20g

エネルギー		47 kcal
たんぱく質		**3.4** g
炭水化物		0 g
食物繊維		〔0〕g
食塩相当量		微
カリウム		60 mg
リン		32 mg
水分		12.5 g

30g（正味）の場合

エネルギー		71 kcal
たんぱく質		**5.1** g
炭水化物		0 g
食物繊維		〔0〕g
食塩相当量		微
カリウム		90 mg
リン		48 mg
水分		18.8 g

豚ロース（脂身つき）

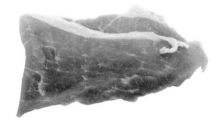

しょうが焼き用
薄切り1枚 25g

エネルギー		62 kcal
たんぱく質		**4.8** g
炭水化物		0.1 g
食物繊維		〔0〕g
食塩相当量		微
カリウム		78 mg
リン		45 mg
水分		15.1 g

30g（正味）の場合

エネルギー		74 kcal
たんぱく質		**5.8** g
炭水化物		0.1 g
食物繊維		〔0〕g
食塩相当量		微
カリウム		93 mg
リン		54 mg
水分		18.1 g

豚もも（脂身つき）

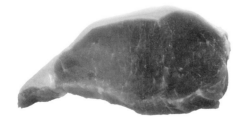

ソテー用1枚
90g

エネルギー		154 kcal
たんぱく質		**18.5** g
炭水化物		0.2 g
食物繊維		〔0〕g
食塩相当量		0.1 g
カリウム		315 mg
リン		180 mg
水分		61.3 g

30g（正味）の場合

エネルギー		51 kcal
たんぱく質		**6.2** g
炭水化物		0.1 g
食物繊維		〔0〕g
食塩相当量		微
カリウム		105 mg
リン		60 mg
水分		20.4 g

豚ヒレ

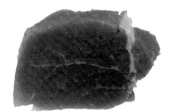

一口カツ用1枚
80g

エネルギー	94 kcal
たんぱく質	**17.8** g
炭水化物	0.2 g
食物繊維	〔0〕g
食塩相当量	0.1 g
カリウム	344 mg
リン	184 mg
水分	58.7 g

30g（正味）の場合

エネルギー	35 kcal
たんぱく質	**6.7** g
炭水化物	0.1 g
食物繊維	〔0〕g
食塩相当量	微
カリウム	129 mg
リン	69 mg
水分	22.0 g

豚バラ

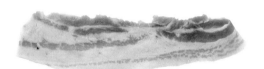

薄切り1枚 20g

エネルギー	73 kcal
たんぱく質	**2.9** g
炭水化物	0 g
食物繊維	〔0〕g
食塩相当量	微
カリウム	48 mg
リン	26 mg
水分	9.9 g

30g（正味）の場合

エネルギー	110 kcal
たんぱく質	**4.3** g
炭水化物	0 g
食物繊維	〔0〕g
食塩相当量	微
カリウム	72 mg
リン	39 mg
水分	14.8 g

豚ひき肉

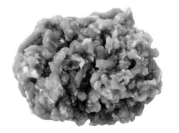

50g

エネルギー	105 kcal
たんぱく質	**8.9** g
炭水化物	0.1 g
食物繊維	〔0〕g
食塩相当量	0.1 g
カリウム	145 mg
リン	60 mg
水分	32.4 g

30g（正味）の場合

エネルギー	63 kcal
たんぱく質	**5.3** g
炭水化物	0 g
食物繊維	〔0〕g
食塩相当量	微 g
カリウム	87 mg
リン	36 mg
水分	19.4 g

鶏もも肉（皮つき）

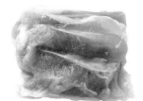

1/5枚 50g

エネルギー	95 kcal
たんぱく質	**8.3** g
炭水化物	0 g
食物繊維	〔0〕 g
食塩相当量	0.1 g
カリウム	145 mg
リン	85 mg
水分	34.3 g

30g（正味）の場合

エネルギー	57 kcal
たんぱく質	**5.0** g
炭水化物	0 g
食物繊維	〔0〕 g
食塩相当量	0.1 g
カリウム	87 mg
リン	51 mg
水分	20.6 g

鶏もも肉（皮なし）

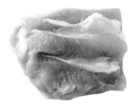

1/4枚 50g

エネルギー	57 kcal
たんぱく質	**9.5** g
炭水化物	0 g
食物繊維	〔0〕 g
食塩相当量	0.1 g
カリウム	160 mg
リン	95 mg
水分	38.1 g

30g（正味）の場合

エネルギー	34 kcal
たんぱく質	**5.7** g
炭水化物	0 g
食物繊維	〔0〕 g
食塩相当量	0.1 g
カリウム	96 mg
リン	57 mg
水分	22.8 g

鶏胸肉（皮つき）

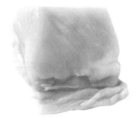

1/4枚 50g

エネルギー	67 kcal
たんぱく質	**10.7** g
炭水化物	0.1 g
食物繊維	〔0〕 g
食塩相当量	0.1 g
カリウム	170 mg
リン	100 mg
水分	36.3 g

30g（正味）の場合

エネルギー	40 kcal
たんぱく質	**6.4** g
炭水化物	0 g
食物繊維	〔0〕 g
食塩相当量	微
カリウム	102 mg
リン	60 mg
水分	21.8 g

鶏胸肉（皮なし）

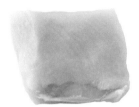

1/4枚 50g

エネルギー	53 kcal
たんぱく質	11.7 g
炭水化物	0.1 g
食物繊維	〔0〕g
食塩相当量	0.1 g
カリウム	185 mg
リン	110 mg
水分	37.3 g

30g(正味)の場合

エネルギー	32 kcal
たんぱく質	7.0 g
炭水化物	0 g
食物繊維	〔0〕g
食塩相当量	微
カリウム	111 mg
リン	66 mg
水分	22.4 g

鶏手羽元

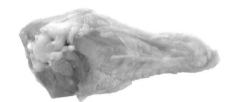

1本 60g
（正味42g）

エネルギー	74 kcal
たんぱく質	7.6 g
炭水化物	0 g
食物繊維	〔0〕g
食塩相当量	0.1 g
カリウム	97 mg
リン	63 mg
水分	28.9 g

30g(正味)の場合

エネルギー	53 kcal
たんぱく質	5.5 g
炭水化物	0 g
食物繊維	〔0〕g
食塩相当量	0.1 g
カリウム	69 mg
リン	45 mg
水分	20.7 g

鶏手羽先

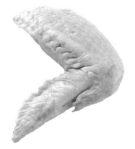

1本 70g
（正味42g）

エネルギー	87 kcal
たんぱく質	7.3 g
炭水化物	0 g
食物繊維	〔0〕g
食塩相当量	0.1 g
カリウム	88 mg
リン	59 mg
水分	28.2 g

30g(正味)の場合

エネルギー	62 kcal
たんぱく質	5.2 g
炭水化物	0 g
食物繊維	〔0〕g
食塩相当量	0.1 g
カリウム	63 mg
リン	42 mg
水分	20.1 g

鶏ささ身

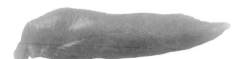

1本 40g
（正味38g）

エネルギー	37 kcal
たんぱく質	**9.1** g
炭水化物	微
食物繊維	〔0〕g
食塩相当量	微
カリウム	156 mg
リン	91 mg
水分	28.5 g

30g（正味）の場合

エネルギー	29 kcal
たんぱく質	**7.2** g
炭水化物	0 g
食物繊維	〔0〕g
食塩相当量	微
カリウム	123 mg
リン	72 mg
水分	22.5 g

鶏ひき肉

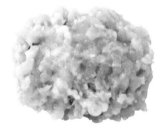

50g

エネルギー	86 kcal
たんぱく質	**8.8** g
炭水化物	0 g
食物繊維	〔0〕g
食塩相当量	0.1 g
カリウム	125 mg
リン	55 mg
水分	35.1 g

30g（正味）の場合

エネルギー	51 kcal
たんぱく質	**5.3** g
炭水化物	0 g
食物繊維	〔0〕g
食塩相当量	微
カリウム	75 mg
リン	33 mg
水分	21.1 g

鶏砂肝

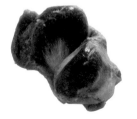

1個 40g

エネルギー	34 kcal
たんぱく質	**7.3** g
炭水化物	微
食物繊維	〔0〕g
食塩相当量	微
カリウム	92 mg
リン	56 mg
水分	31.6 g

30g（正味）の場合

エネルギー	26 kcal
たんぱく質	**5.5** g
炭水化物	微
食物繊維	〔0〕g
食塩相当量	微
カリウム	69 mg
リン	42 mg
水分	23.7 g

鶏レバー

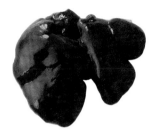

40g

			30g(正味)の場合		
エネルギー	40 kcal		エネルギー	30 kcal	
たんぱく質	7.6 g		たんぱく質	5.7 g	
炭水化物	0.2 g		炭水化物	0.2 g	
食物繊維	〔0〕g		食物繊維	〔0〕g	
食塩相当量	0.1 g		食塩相当量	0.1 g	
カリウム	132 mg		カリウム	99 mg	
リン	120 mg		リン	90 mg	
水分	30.3 g		水分	22.7 g	

豚レバー

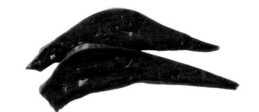

薄切り2枚 40g

			30g(正味)の場合		
エネルギー	46 kcal		エネルギー	34 kcal	
たんぱく質	8.2 g		たんぱく質	6.1 g	
炭水化物	1.0 g		炭水化物	0.8 g	
食物繊維	〔0〕g		食物繊維	〔0〕g	
食塩相当量	微		食塩相当量	微	
カリウム	116 mg		カリウム	87 mg	
リン	136 mg		リン	102 mg	
水分	28.8 g		水分	21.6 g	

牛レバー

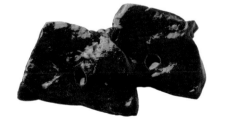

薄切り2枚 45g

			30g(正味)の場合		
エネルギー	54 kcal		エネルギー	36 kcal	
たんぱく質	8.8 g		たんぱく質	5.9 g	
炭水化物	1.7 g		炭水化物	1.1 g	
食物繊維	〔0〕g		食物繊維	〔0〕g	
食塩相当量	微		食塩相当量	微	
カリウム	135 mg		カリウム	90 mg	
リン	149 mg		リン	99 mg	
水分	32.2 g		水分	21.5 g	

ラムロース

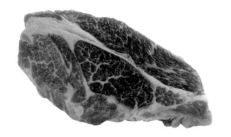

エネルギー	144	kcal
たんぱく質	**7.8**	g
炭水化物	0.1	g
食物繊維	〔0〕	g
食塩相当量	0.1	g
カリウム	125	mg
リン	70	mg
水分	28.3	g

薄切り1枚 50g

30g(正味)の場合

エネルギー	86	kcal
たんぱく質	**4.7**	g
炭水化物	0.1	g
食物繊維	〔0〕	g
食塩相当量	0.1	g
カリウム	75	mg
リン	42	mg
水分	17.0	g

牛たん

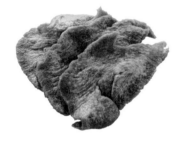

エネルギー	145	kcal
たんぱく質	**6.0**	g
炭水化物	0.1	g
食物繊維	〔0〕	g
食塩相当量	0.1	g
カリウム	104	mg
リン	59	mg
水分	24.3	g

薄切り3枚 45g

30g(正味)の場合

エネルギー	95	kcal
たんぱく質	**4.0**	g
炭水化物	0.1	g
食物繊維	〔0〕	g
食塩相当量	0.1	g
カリウム	69	mg
リン	39	mg
水分	16.2	g

ベーコン

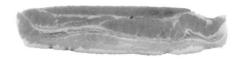

エネルギー	60	kcal
たんぱく質	**1.9**	g
炭水化物	微	
食物繊維	〔0〕	g
食塩相当量	0.3	g
カリウム	32	mg
リン	35	mg
水分	6.8	g

1枚 15g

30g(正味)の場合

エネルギー	120	kcal
たんぱく質	**3.9**	g
炭水化物	0.1	g
食物繊維	〔0〕	g
食塩相当量	0.6	g
カリウム	63	mg
リン	69	mg
水分	13.5	g

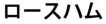

ロースハム

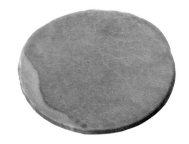

1枚 20g

エネルギー	42 kcal
たんぱく質	**3.7** g
炭水化物	0.4 g
食物繊維	0 g
食塩相当量	0.5 g
カリウム	58 mg
リン	56 mg
水分	12.2 g

30g(正味)の場合	
エネルギー	63 kcal
たんぱく質	**5.6** g
炭水化物	0.6 g
食物繊維	0 g
食塩相当量	0.7 g
カリウム	87 mg
リン	84 mg
水分	18.3 g

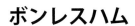

ボンレスハム

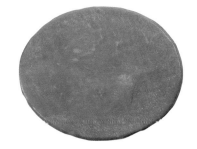

1枚 20g

エネルギー	23 kcal
たんぱく質	**3.7** g
炭水化物	0.4 g
食物繊維	〔0〕 g
食塩相当量	0.6 g
カリウム	52 mg
リン	68 mg
水分	14.4 g

30g(正味)の場合	
エネルギー	35 kcal
たんぱく質	**5.6** g
炭水化物	0.5 g
食物繊維	〔0〕 g
食塩相当量	0.8 g
カリウム	78 mg
リン	102 mg
水分	21.6 g

生ハム（促成）

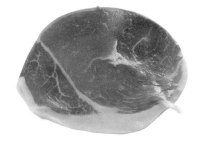

1枚 7g

エネルギー	17 kcal
たんぱく質	**1.7** g
炭水化物	微
食物繊維	〔0〕 g
食塩相当量	0.2 g
カリウム	33 mg
リン	14 mg
水分	3.9 g

30g(正味)の場合	
エネルギー	73 kcal
たんぱく質	**7.2** g
炭水化物	0.2 g
食物繊維	〔0〕 g
食塩相当量	0.8 g
カリウム	141 mg
リン	60 mg
水分	16.5 g

ウインナソーセージ

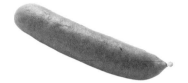

1本 20g

エネルギー	64 kcal
たんぱく質	**2.3** g
炭水化物	0.7 g
食物繊維	0 g
食塩相当量	0.4 g
カリウム	36 mg
リン	40 mg
水分	10.5 g

30g(正味)の場合

エネルギー	96 kcal
たんぱく質	**3.5** g
炭水化物	1.0 g
食物繊維	0 g
食塩相当量	0.6 g
カリウム	54 mg
リン	60 mg
水分	15.7 g

フランクフルトソーセージ

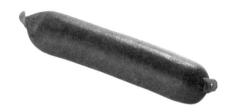

1本 50g

エネルギー	148 kcal
たんぱく質	**6.4** g
炭水化物	3.1 g
食物繊維	〔0〕g
食塩相当量	1.0 g
カリウム	100 mg
リン	85 mg
水分	27.0 g

30g(正味)の場合

エネルギー	89 kcal
たんぱく質	**3.8** g
炭水化物	1.9 g
食物繊維	〔0〕g
食塩相当量	0.6 g
カリウム	60 mg
リン	51 mg
水分	16.2 g

コンビーフ缶詰め

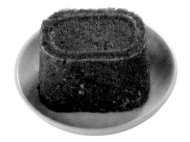

小1缶 100g

エネルギー	191 kcal
たんぱく質	**19.8** g
炭水化物	1.7 g
食物繊維	〔0〕g
食塩相当量	1.8 g
カリウム	110 mg
リン	120 mg
水分	63.4 g

30g(正味)の場合

エネルギー	57 kcal
たんぱく質	**5.9** g
炭水化物	0.5 g
食物繊維	〔0〕g
食塩相当量	0.5 g
カリウム	33 mg
リン	36 mg
水分	19.0 g

あじ

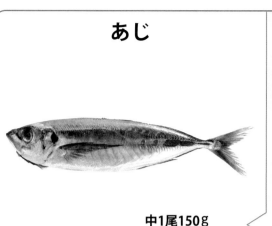

中1尾150g
（正味68g）

エネルギー	76 kcal
たんぱく質	13.4 g
炭水化物	0.1 g
食物繊維	〔0〕g
食塩相当量	0.2 g
カリウム	245 mg
リン	156 mg
水分	51.1 g

30g(正味)の場合

エネルギー	34 kcal
たんぱく質	5.9 g
炭水化物	微
食物繊維	〔0〕g
食塩相当量	0.1 g
カリウム	108 mg
リン	69 mg
水分	22.5 g

あゆ

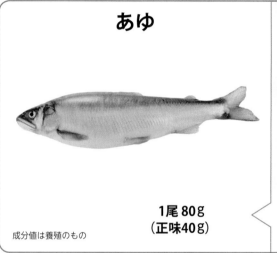

1尾 80g
（正味40g）

成分値は養殖のもの

エネルギー	55 kcal
たんぱく質	7.1 g
炭水化物	0.2 g
食物繊維	〔0〕g
食塩相当量	微
カリウム	144 mg
リン	128 mg
水分	28.8 g

30g(正味)の場合

エネルギー	41 kcal
たんぱく質	5.3 g
炭水化物	0.2 g
食物繊維	〔0〕g
食塩相当量	微
カリウム	108 mg
リン	96 mg
水分	21.6 g

いわし（まいわし）

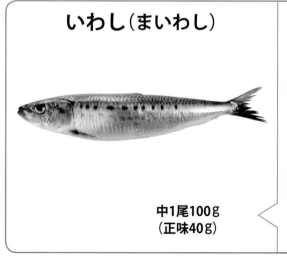

中1尾100g
（正味40g）

エネルギー	62 kcal
たんぱく質	7.7 g
炭水化物	0.1 g
食物繊維	〔0〕g
食塩相当量	0.1 g
カリウム	108 mg
リン	92 mg
水分	27.6 g

30g(正味)の場合

エネルギー	47 kcal
たんぱく質	5.8 g
炭水化物	0.1 g
食物繊維	〔0〕g
食塩相当量	0.1 g
カリウム	81 mg
リン	69 mg
水分	20.7 g

かたくちいわし

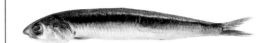

1尾 15g
（正味8g）

エネルギー	14 kcal
たんぱく質	1.5 g
炭水化物	0 g
食物繊維	〔0〕g
食塩相当量	微
カリウム	24 mg
リン	19 mg
水分	5.5 g

30g（正味）の場合

エネルギー	51 kcal
たんぱく質	5.5 g
炭水化物	0.1 g
食物繊維	〔0〕g
食塩相当量	0.1 g
カリウム	90 mg
リン	72 mg
水分	20.5 g

きす

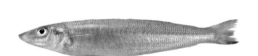

1尾 40g
（正味18g）

エネルギー	13 kcal
たんぱく質	3.3 g
炭水化物	0 g
食物繊維	〔0〕g
食塩相当量	0.1 g
カリウム	61 mg
リン	32 mg
水分	14.5 g

30g（正味）の場合

エネルギー	22 kcal
たんぱく質	5.6 g
炭水化物	0 g
食物繊維	〔0〕g
食塩相当量	0.1 g
カリウム	102 mg
リン	54 mg
水分	24.2 g

さんま

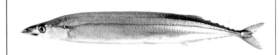

1尾 150g
（正味98g）

エネルギー	281 kcal
たんぱく質	17.7 g
炭水化物	0.1 g
食物繊維	〔0〕g
食塩相当量	0.4 g
カリウム	196 mg
リン	176 mg
水分	54.5 g

30g（正味）の場合

エネルギー	86 kcal
たんぱく質	5.4 g
炭水化物	微
食物繊維	〔0〕g
食塩相当量	0.1 g
カリウム	60 mg
リン	54 mg
水分	16.7 g

さば

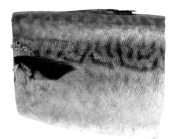

エネルギー	253 kcal
たんぱく質	**24.7** g
炭水化物	0.4 g
食物繊維	〔0〕g
食塩相当量	0.4 g
カリウム	396 mg
リン	264 mg
水分	74.5 g

1切れ 120g

30g（正味）の場合

エネルギー	63 kcal
たんぱく質	**6.2** g
炭水化物	0.1 g
食物繊維	〔0〕g
食塩相当量	0.1 g
カリウム	99 mg
リン	66 mg
水分	18.6 g

かつお刺し身用

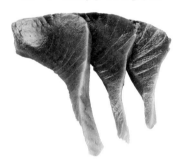

成分値は秋獲りのもの。
春獲りのものより
脂が多め

エネルギー	90 kcal
たんぱく質	**15.0** g
炭水化物	0.1 g
食物繊維	〔0〕g
食塩相当量	0.1 g
カリウム	228 mg
リン	156 mg
水分	40.4 g

3切れ 60g

30g（正味）の場合

エネルギー	45 kcal
たんぱく質	**7.5** g
炭水化物	0.1 g
食物繊維	〔0〕g
食塩相当量	微
カリウム	114 mg
リン	78 mg
水分	20.2 g

ぶり

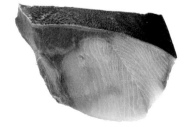

エネルギー	178 kcal
たんぱく質	**17.1** g
炭水化物	0.2 g
食物繊維	〔0〕g
食塩相当量	0.1 g
カリウム	304 mg
リン	104 mg
水分	47.7 g

1切れ 80g

30g（正味）の場合

エネルギー	67 kcal
たんぱく質	**6.4** g
炭水化物	0.1 g
食物繊維	〔0〕g
食塩相当量	微
カリウム	114 mg
リン	39 mg
水分	17.9 g

鮭

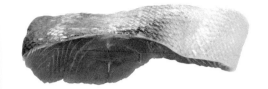

エネルギー	99 kcal
たんぱく質	**17.8** g
炭水化物	0.1 g
食物繊維	〔0〕g
食塩相当量	0.2 g
カリウム	280 mg
リン	192 mg
水分	57.8 g

30g(正味)の場合

エネルギー	37 kcal
たんぱく質	**6.7** g
炭水化物	微
食物繊維	〔0〕g
食塩相当量	0.1 g
カリウム	105 mg
リン	72 mg
水分	21.7 g

1切れ 80g

成分値はしろさけのもの

キングサーモン

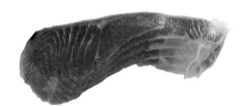

エネルギー	176 kcal
たんぱく質	**19.5** g
炭水化物	微
食物繊維	〔0〕g
食塩相当量	0.1 g
カリウム	380 mg
リン	250 mg
水分	66.5 g

30g(正味)の場合

エネルギー	53 kcal
たんぱく質	**5.9** g
炭水化物	微
食物繊維	〔0〕g
食塩相当量	微
カリウム	114 mg
リン	75 mg
水分	20.0 g

1切れ 100g

たい（まだい）

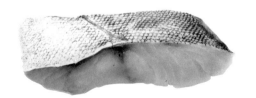

エネルギー	128 kcal
たんぱく質	**16.7** g
炭水化物	0.1 g
食物繊維	〔0〕g
食塩相当量	0.1 g
カリウム	360 mg
リン	192 mg
水分	54.8 g

30g(正味)の場合

エネルギー	48 kcal
たんぱく質	**6.3** g
炭水化物	微
食物繊維	〔0〕g
食塩相当量	微
カリウム	135 mg
リン	72 mg
水分	20.6 g

1切れ 80g

成分値は養殖のもの

たら

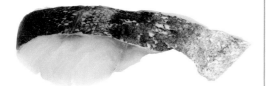

1切れ 80g

エネルギー	58 kcal
たんぱく質	14.1 g
炭水化物	0.1 g
食物繊維	〔0〕g
食塩相当量	0.2 g
カリウム	280 mg
リン	184 mg
水分	64.7 g

30g(正味)の場合

エネルギー	22 kcal
たんぱく質	5.3 g
炭水化物	微
食物繊維	〔0〕g
食塩相当量	0.1 g
カリウム	105 mg
リン	69 mg
水分	24.3 g

かじき（めかじき）

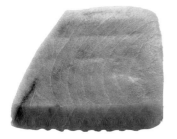

1切れ 120g

エネルギー	167 kcal
たんぱく質	23.0 g
炭水化物	0.1 g
食物繊維	〔0〕g
食塩相当量	0.2 g
カリウム	528 mg
リン	312 mg
水分	86.6 g

30g(正味)の場合

エネルギー	42 kcal
たんぱく質	5.8 g
炭水化物	微
食物繊維	〔0〕g
食塩相当量	0.1 g
カリウム	132 mg
リン	78 mg
水分	21.7 g

きんめだい

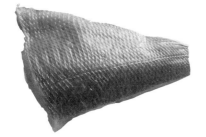

1切れ 120g

エネルギー	176 kcal
たんぱく質	21.4 g
炭水化物	0.1 g
食物繊維	〔0〕g
食塩相当量	0.1 g
カリウム	396 mg
リン	588 mg
水分	86.5 g

30g(正味)の場合

エネルギー	44 kcal
たんぱく質	5.3 g
炭水化物	微
食物繊維	〔0〕g
食塩相当量	微
カリウム	99 mg
リン	147 mg
水分	21.6 g

子持ちがれい

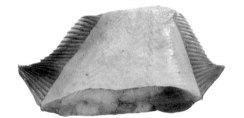

1切れ 170g
（正味102g）

エネルギー	125 kcal
たんぱく質	20.3 g
炭水化物	0.1 g
食物繊維	〔0〕g
食塩相当量	0.2 g
カリウム	296 mg
リン	204 mg
水分	74.2 g

30g（正味）の場合

エネルギー	37 kcal
たんぱく質	6.0 g
炭水化物	微
食物繊維	〔0〕g
食塩相当量	0.1 g
カリウム	87 mg
リン	60 mg
水分	21.8 g

まぐろ・赤身

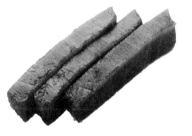

刺し身用3切れ
50g

成分値は
きはだまぐろのもの

エネルギー	51 kcal
たんぱく質	12.2 g
炭水化物	微
食物繊維	〔0〕g
食塩相当量	0.1 g
カリウム	225 mg
リン	145 mg
水分	37.0 g

30g（正味）の場合

エネルギー	31 kcal
たんぱく質	7.3 g
炭水化物	微
食物繊維	〔0〕g
食塩相当量	微
カリウム	135 mg
リン	87 mg
水分	22.2 g

まぐろ・トロ

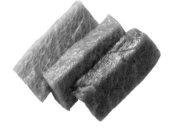

刺し身用3切れ
50g

成分値は
くろまぐろのもの

エネルギー	154 kcal
たんぱく質	10.1 g
炭水化物	0.1 g
食物繊維	〔0〕g
食塩相当量	0.1 g
カリウム	115 mg
リン	90 mg
水分	25.7 g

30g（正味）の場合

エネルギー	92 kcal
たんぱく質	6.0 g
炭水化物	微
食物繊維	〔0〕g
食塩相当量	0.1 g
カリウム	69 mg
リン	54 mg
水分	15.4 g

ブラックタイガー

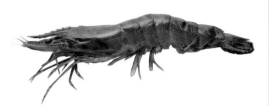

1尾40g
（正味18g）

エネルギー	14 kcal
たんぱく質	**3.3** g
炭水化物	0.1 g
食物繊維	〔0〕g
食塩相当量	0.1 g
カリウム	41 mg
リン	38 mg
水分	14.4 g

30g（正味）の場合

エネルギー	23 kcal
たんぱく質	**5.5** g
炭水化物	0.1 g
食物繊維	〔0〕g
食塩相当量	0.1 g
カリウム	69 mg
リン	63 mg
水分	24.0 g

大正えび

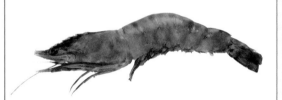

小1尾40g
（正味18g）

エネルギー	16 kcal
たんぱく質	**3.9** g
炭水化物	微
食物繊維	〔0〕g
食塩相当量	0.1 g
カリウム	65 mg
リン	54 mg
水分	13.7 g

30g（正味）の場合

エネルギー	27 kcal
たんぱく質	**6.5** g
炭水化物	微
食物繊維	〔0〕g
食塩相当量	0.2 g
カリウム	108 mg
リン	90 mg
水分	22.9 g

甘えび

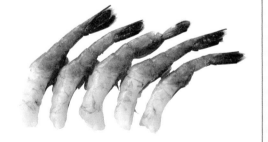

5尾100g
（正味35g）

エネルギー	30 kcal
たんぱく質	**6.9** g
炭水化物	微
食物繊維	〔0〕g
食塩相当量	0.3 g
カリウム	109 mg
リン	84 mg
水分	27.4 g

30g（正味）の場合

エネルギー	26 kcal
たんぱく質	**5.9** g
炭水化物	微
食物繊維	〔0〕g
食塩相当量	0.2 g
カリウム	93 mg
リン	72 mg
水分	23.5 g

するめいか

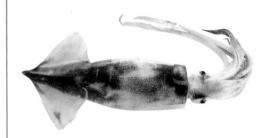

1ぱい 300g
（正味210g）

エネルギー	160 kcal
たんぱく質	**37.6** g
炭水化物	0.2 g
食物繊維	〔0〕g
食塩相当量	1.1 g
カリウム	630 mg
リン	525 mg
水分	168.4 g

30g（正味）の場合	
エネルギー	23 kcal
たんぱく質	**5.4** g
炭水化物	微
食物繊維	〔0〕g
食塩相当量	0.2 g
カリウム	90 mg
リン	75 mg
水分	24.1 g

するめいか（胴・皮なし）

1/4ぱい分
40g

エネルギー	30 kcal
たんぱく質	**7.2** g
炭水化物	微
食物繊維	〔0〕g
食塩相当量	0.2 g
カリウム	120 mg
リン	100 mg
水分	32.1 g

30g（正味）の場合	
エネルギー	23 kcal
たんぱく質	**5.4** g
炭水化物	微
食物繊維	〔0〕g
食塩相当量	0.2 g
カリウム	90 mg
リン	75 mg
水分	24.1 g

ほたるいか

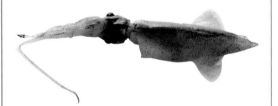

1ぱい 5g

エネルギー	4 kcal
たんぱく質	**0.6** g
炭水化物	微
食物繊維	〔0〕g
食塩相当量	微
カリウム	15 mg
リン	9 mg
水分	4.2 g

30g（正味）の場合	
エネルギー	22 kcal
たんぱく質	**3.5** g
炭水化物	0.1 g
食物繊維	〔0〕g
食塩相当量	0.2 g
カリウム	87 mg
リン	51 mg
水分	24.9 g

たらばがに（ゆで）

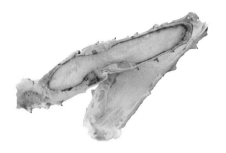

足1/4本 50g
（正味20g）

エネルギー	15 kcal
たんぱく質	**3.5** g
炭水化物	0.1 g
食物繊維	〔0〕g
食塩相当量	0.2 g
カリウム	46 mg
リン	38 mg
水分	16.0 g

30g（正味）の場合

エネルギー	23 kcal
たんぱく質	**5.3** g
炭水化物	0.1 g
食物繊維	〔0〕g
食塩相当量	0.2 g
カリウム	69 mg
リン	57 mg
水分	24.0 g

たこ（ゆで）

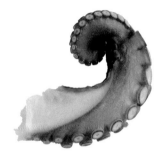

足1本 150g

エネルギー	137 kcal
たんぱく質	**32.6** g
炭水化物	0.2 g
食物繊維	〔0〕g
食塩相当量	0.9 g
カリウム	360 mg
リン	180 mg
水分	114.3 g

30g（正味）の場合

エネルギー	27 kcal
たんぱく質	**6.5** g
炭水化物	微
食物繊維	〔0〕g
食塩相当量	0.2 g
カリウム	72 mg
リン	36 mg
水分	22.9 g

あさり

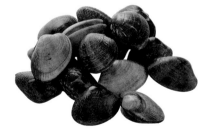

殻つき20個 200g
（正味80g）

エネルギー	22 kcal
たんぱく質	**4.8** g
炭水化物	0.3 g
食物繊維	〔0〕g
食塩相当量	1.8 g
カリウム	112 mg
リン	68 mg
水分	72.2 g

30g（正味）の場合

エネルギー	8 kcal
たんぱく質	**1.8** g
炭水化物	0.1 g
食物繊維	〔0〕g
食塩相当量	0.7 g
カリウム	42 mg
リン	26 mg
水分	27.1 g

しじみ

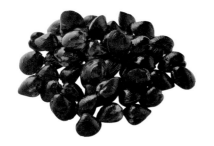

50個 150g
（正味38g）

エネルギー	21 kcal
たんぱく質	2.9 g
炭水化物	1.7 g
食物繊維	〔0〕g
食塩相当量	0.2 g
カリウム	32 mg
リン	46 mg
水分	32.7 g

30g（正味）の場合

エネルギー	16 kcal
たんぱく質	2.3 g
炭水化物	1.4 g
食物繊維	〔0〕g
食塩相当量	0.1 g
カリウム	25 mg
リン	36 mg
水分	25.8 g

カキ

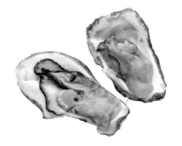

殻つき2個 100g
（正味25g）

エネルギー	15 kcal
たんぱく質	1.7 g
炭水化物	1.2 g
食物繊維	〔0〕g
食塩相当量	0.3 g
カリウム	48 mg
リン	25 mg
水分	21.3 g

30g（正味）の場合

エネルギー	17 kcal
たんぱく質	2.1 g
炭水化物	1.5 g
食物繊維	〔0〕g
食塩相当量	0.4 g
カリウム	57 mg
リン	30 mg
水分	25.5 g

ほたて貝柱

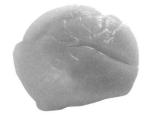

1個 20g

エネルギー	16 kcal
たんぱく質	3.4 g
炭水化物	0.7 g
食物繊維	〔0〕g
食塩相当量	微
カリウム	76 mg
リン	46 mg
水分	15.7 g

30g（正味）の場合

エネルギー	25 kcal
たんぱく質	5.1 g
炭水化物	1.1 g
食物繊維	〔0〕g
食塩相当量	0.1 g
カリウム	114 mg
リン	69 mg
水分	23.5 g

イクラ

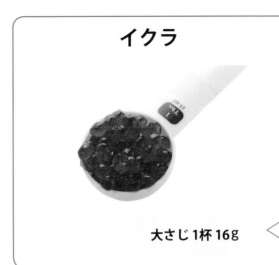

大さじ1杯 16g

エネルギー	40 kcal
たんぱく質	5.2 g
炭水化物	微
食物繊維	〔0〕g
食塩相当量	0.4 g
カリウム	34 mg
リン	85 mg
水分	7.7 g

30g(正味)の場合

エネルギー	76 kcal
たんぱく質	9.8 g
炭水化物	0.1 g
食物繊維	〔0〕g
食塩相当量	0.7 g
カリウム	63 mg
リン	159 mg
水分	14.5 g

たらこ

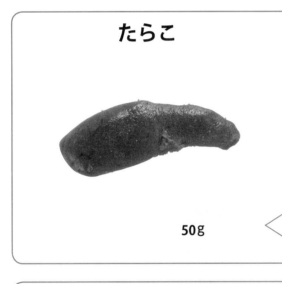

50g

エネルギー	66 kcal
たんぱく質	12.0 g
炭水化物	0.2 g
食物繊維	〔0〕g
食塩相当量	2.3 g
カリウム	150 mg
リン	195 mg
水分	32.6 g

30g(正味)の場合

エネルギー	39 kcal
たんぱく質	7.2 g
炭水化物	0.1 g
食物繊維	〔0〕g
食塩相当量	1.4 g
カリウム	90 mg
リン	117 mg
水分	19.6 g

辛子明太子

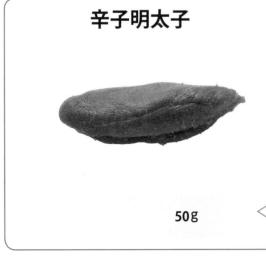

50g

エネルギー	61 kcal
たんぱく質	10.5 g
炭水化物	1.5 g
食物繊維	〔0〕g
食塩相当量	2.8 g
カリウム	90 mg
リン	145 mg
水分	33.3 g

30g(正味)の場合

エネルギー	36 kcal
たんぱく質	6.3 g
炭水化物	0.9 g
食物繊維	〔0〕g
食塩相当量	1.7 g
カリウム	54 mg
リン	87 mg
水分	20.0 g

しらす干し（微乾燥品）

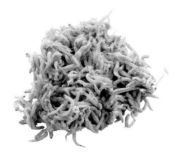

大さじ2杯 10g

エネルギー	11 kcal
たんぱく質	**2.5** g
炭水化物	微
食物繊維	0 g
食塩相当量	0.4 g
カリウム	17 mg
リン	48 mg
水分	6.8 g

30g（正味）の場合

エネルギー	34 kcal
たんぱく質	**7.4** g
炭水化物	微
食物繊維	0 g
食塩相当量	1.3 g
カリウム	51 mg
リン	144 mg
水分	20.3 g

うなぎかば焼き

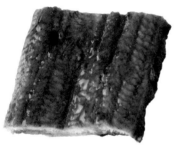

1/3尾 50g

エネルギー	143 kcal
たんぱく質	**11.5** g
炭水化物	1.6 g
食物繊維	〔0〕g
食塩相当量	0.7 g
カリウム	150 mg
リン	150 mg
水分	25.3 g

30g（正味）の場合

エネルギー	86 kcal
たんぱく質	**6.9** g
炭水化物	0.9 g
食物繊維	〔0〕g
食塩相当量	0.4 g
カリウム	90 mg
リン	90 mg
水分	15.2 g

かつお節（削り節）

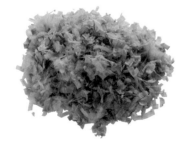

1パック 5g

エネルギー	16 kcal
たんぱく質	**3.8** g
炭水化物	微
食物繊維	〔0〕g
食塩相当量	0.1 g
カリウム	41 mg
リン	34 mg
水分	0.9 g

30g（正味）の場合

エネルギー	98 kcal
たんぱく質	**22.7** g
炭水化物	0.1 g
食物繊維	〔0〕g
食塩相当量	0.4 g
カリウム	243 mg
リン	204 mg
水分	5.2 g

あじ開き干し

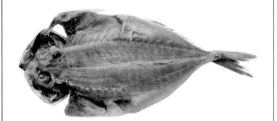

エネルギー	78 kcal
たんぱく質	10.5 g
炭水化物	0.1 g
食物繊維	〔0〕g
食塩相当量	0.9 g
カリウム	161 mg
リン	114 mg
水分	35.6 g

小1尾 80g
（正味52g）

30g(正味)の場合	
エネルギー	45 kcal
たんぱく質	6.1 g
炭水化物	微
食物繊維	〔0〕g
食塩相当量	0.5 g
カリウム	93 mg
リン	66 mg
水分	20.5 g

塩鮭

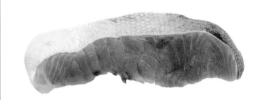

エネルギー	146 kcal
たんぱく質	17.9 g
炭水化物	0.1 g
食物繊維	〔0〕g
食塩相当量	1.4 g
カリウム	256 mg
リン	216 mg
水分	50.9 g

1切れ 80g

成分値は
しろさけのもの

30g(正味)の場合	
エネルギー	55 kcal
たんぱく質	6.7 g
炭水化物	微
食物繊維	〔0〕g
食塩相当量	0.5 g
カリウム	96 mg
リン	81 mg
水分	19.1 g

ししゃも（生干し）

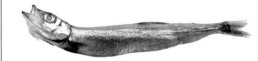

エネルギー	32 kcal
たんぱく質	3.1 g
炭水化物	0.1 g
食物繊維	〔0〕g
食塩相当量	0.3 g
カリウム	40 mg
リン	72 mg
水分	13.9 g

1尾 20g

成分値は
カラフトししゃも（子持ち）
のもの

30g(正味)の場合	
エネルギー	48 kcal
たんぱく質	4.7 g
炭水化物	0.2 g
食物繊維	〔0〕g
食塩相当量	0.5 g
カリウム	60 mg
リン	108 mg
水分	20.8 g

魚肉ソーセージ

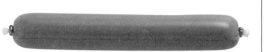

1本 70g

			30g（正味）の場合		
エネルギー	111	kcal	エネルギー	47	kcal
たんぱく質	8.0	g	たんぱく質	3.5	g
炭水化物	8.8	g	炭水化物	3.8	g
食物繊維	〔0〕	g	食物繊維	〔0〕	g
食塩相当量	1.5	g	食塩相当量	0.6	g
カリウム	49	mg	カリウム	21	mg
リン	140	mg	リン	60	mg
水分	46.3	g	水分	19.8	g

さつま揚げ

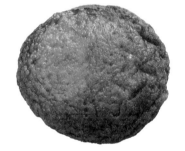

1枚 65g

			30g（正味）の場合		
エネルギー	88	kcal	エネルギー	41	kcal
たんぱく質	8.1	g	たんぱく質	3.8	g
炭水化物	9.0	g	炭水化物	4.2	g
食物繊維	〔0〕	g	食物繊維	〔0〕	g
食塩相当量	1.2	g	食塩相当量	0.6	g
カリウム	39	mg	カリウム	18	mg
リン	46	mg	リン	21	mg
水分	43.9	g	水分	20.3	g

かに風味かまぼこ

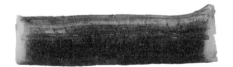

1本 11g

			30g（正味）の場合		
エネルギー	10	kcal	エネルギー	27	kcal
たんぱく質	1.3	g	たんぱく質	3.6	g
炭水化物	1.0	g	炭水化物	2.8	g
食物繊維	〔0〕	g	食物繊維	〔0〕	g
食塩相当量	0.2	g	食塩相当量	0.7	g
カリウム	8	mg	カリウム	23	mg
リン	8	mg	リン	23	mg
水分	8.3	g	水分	22.7	g

かまぼこ（蒸し）

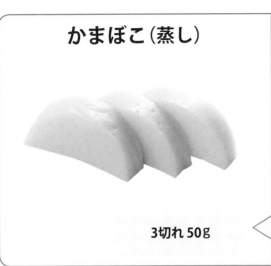

3切れ 50g

エネルギー	47 kcal
たんぱく質	**6.0** g
炭水化物	4.9 g
食物繊維	〔0〕g
食塩相当量	1.3 g
カリウム	55 mg
リン	30 mg
水分	37.2 g

30g（正味）の場合

エネルギー	28 kcal
たんぱく質	**3.6** g
炭水化物	2.9 g
食物繊維	〔0〕g
食塩相当量	0.8 g
カリウム	33 mg
リン	18 mg
水分	22.3 g

焼きちくわ

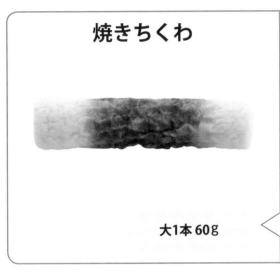

大1本 60g

エネルギー	71 kcal
たんぱく質	**7.3** g
炭水化物	8.1 g
食物繊維	〔0〕g
食塩相当量	1.3 g
カリウム	57 mg
リン	66 mg
水分	41.9 g

30g（正味）の場合

エネルギー	36 kcal
たんぱく質	**3.7** g
炭水化物	4.1 g
食物繊維	〔0〕g
食塩相当量	0.6 g
カリウム	29 mg
リン	33 mg
水分	21.0 g

はんぺん

1/2枚 50g

エネルギー	47 kcal
たんぱく質	**5.0** g
炭水化物	5.7 g
食物繊維	〔0〕g
食塩相当量	0.8 g
カリウム	80 mg
リン	55 mg
水分	37.9 g

30g（正味）の場合

エネルギー	28 kcal
たんぱく質	**3.0** g
炭水化物	3.4 g
食物繊維	〔0〕g
食塩相当量	0.5 g
カリウム	48 mg
リン	33 mg
水分	22.7 g

ツナ缶（油漬け）ホワイト（フレーク）

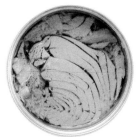

エネルギー	223 kcal
たんぱく質	15.0 g
炭水化物	0.1 g
食物繊維	〔0〕g
食塩相当量	0.7 g
カリウム	152 mg
リン	216 mg
水分	44.8 g

30g（正味）の場合

エネルギー	84 kcal
たんぱく質	5.6 g
炭水化物	微 g
食物繊維	〔0〕g
食塩相当量	0.3 g
カリウム	57 mg
リン	81 mg
水分	16.8 g

小1缶 80g

成分値は
缶汁を含んだもの

さば水煮缶詰め

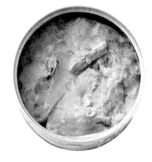

エネルギー	331 kcal
たんぱく質	39.7 g
炭水化物	0.4 g
食物繊維	〔0〕g
食塩相当量	1.7 g
カリウム	494 mg
リン	361 mg
水分	125.4 g

30g（正味）の場合

エネルギー	52 kcal
たんぱく質	6.3 g
炭水化物	0.1 g
食物繊維	〔0〕g
食塩相当量	0.3 g
カリウム	78 mg
リン	57 mg
水分	19.8 g

1缶 190g

成分値は
缶汁を除いたもの

さばみそ煮缶詰め

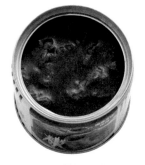

エネルギー	399 kcal
たんぱく質	31.0 g
炭水化物	12.5 g
食物繊維	〔0〕g
食塩相当量	2.1 g
カリウム	475 mg
リン	475 mg
水分	115.9 g

30g（正味）の場合

エネルギー	63 kcal
たんぱく質	4.9 g
炭水化物	2.0 g
食物繊維	〔0〕g
食塩相当量	0.3 g
カリウム	75 mg
リン	75 mg
水分	18.3 g

1缶 190g

成分値は
缶汁を含んだもの

さんまかば焼き缶詰め

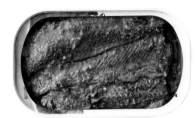

エネルギー	219	kcal
たんぱく質	**17.4**	g
炭水化物	9.7	g
食物繊維	〔0〕	g
食塩相当量	1.5	g
カリウム	250	mg
リン	260	mg
水分	57.0	g

1缶 100g

成分値は
缶汁を含んだもの

30g（正味）の場合

エネルギー	66	kcal
たんぱく質	**5.2**	g
炭水化物	2.9	g
食物繊維	〔0〕	g
食塩相当量	0.5	g
カリウム	75	mg
リン	78	mg
水分	17.1	g

あさり水煮缶詰め

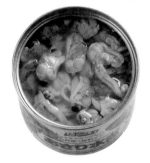

エネルギー	46	kcal
たんぱく質	**9.1**	g
炭水化物	0.9	g
食物繊維	〔0〕	g
食塩相当量	0.5	g
カリウム	4	mg
リン	117	mg
水分	32.9	g

小1缶 45g

成分値は
缶汁を除いたもの

30g（正味）の場合

エネルギー	31	kcal
たんぱく質	**6.1**	g
炭水化物	0.6	g
食物繊維	〔0〕	g
食塩相当量	0.3	g
カリウム	3	mg
リン	78	mg
水分	22.0	g

ほたて貝柱水煮缶詰め

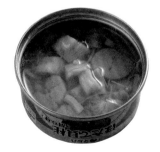

エネルギー	70	kcal
たんぱく質	**15.6**	g
炭水化物	1.2	g
食物繊維	〔0〕	g
食塩相当量	0.8	g
カリウム	200	mg
リン	136	mg
水分	61.1	g

1缶 80g

成分値は
缶汁を除いたもの

30g（正味）の場合

エネルギー	26	kcal
たんぱく質	**5.9**	g
炭水化物	0.5	g
食物繊維	〔0〕	g
食塩相当量	0.3	g
カリウム	75	mg
リン	51	mg
水分	22.9	g

鶏卵

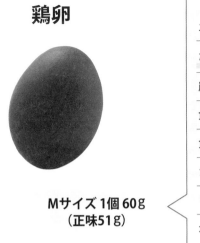

Mサイズ1個60g
（正味51g）

エネルギー	72 kcal
たんぱく質	**6.2** g
炭水化物	0.2 g
食物繊維	〔0〕 g
食塩相当量	0.2 g
カリウム	66 mg
リン	87 mg
水分	38.3 g

30g（正味）の場合

エネルギー	43 kcal
たんぱく質	**3.7** g
炭水化物	0.1 g
食物繊維	0 g
食塩相当量	0.1 g
カリウム	39 mg
リン	51 mg
水分	22.5 g

卵黄

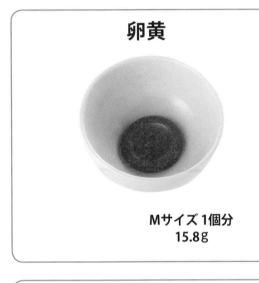

Mサイズ1個分
15.8g

エネルギー	53 kcal
たんぱく質	**2.6** g
炭水化物	微
食物繊維	0 g
食塩相当量	微
カリウム	16 mg
リン	85 mg
水分	7.8 g

30g（正味）の場合

エネルギー	101 kcal
たんぱく質	**5.0** g
炭水化物	0.1 g
食物繊維	0 g
食塩相当量	微
カリウム	30 mg
リン	162 mg
水分	14.9 g

卵白

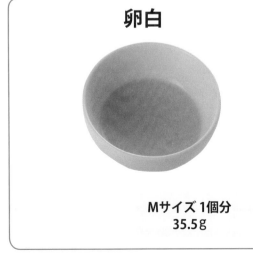

Mサイズ1個分
35.5g

エネルギー	16 kcal
たんぱく質	**3.6** g
炭水化物	0.2 g
食物繊維	0 g
食塩相当量	0.2 g
カリウム	50 mg
リン	4 mg
水分	31.3 g

30g（正味）の場合

エネルギー	13 kcal
たんぱく質	**3.0** g
炭水化物	0.2 g
食物繊維	0 g
食塩相当量	0.2 g
カリウム	42 mg
リン	3 mg
水分	26.5 g

うずら卵

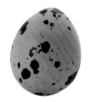

1個 10g
（正味9g）

			30g（正味）の場合	
エネルギー	**14** kcal	エネルギー	**47** kcal
たんぱく質	**1.1** g	たんぱく質	**3.8** g
炭水化物	**微**	炭水化物	**0.1** g
食物繊維	〔0〕g	食物繊維	〔0〕g
食塩相当量	微	食塩相当量	0.1 g
カリウム	**14** mg	カリウム	**45** mg
リン	20 mg	リン	66 mg
水分	**6.6** g	水分	**21.9** g

うずら卵水煮缶詰め

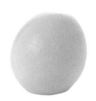

1個 10g

			30g（正味）の場合	
エネルギー	**16** kcal	エネルギー	**49** kcal
たんぱく質	**1.1** g	たんぱく質	**3.3** g
炭水化物	**0.1** g	炭水化物	**0.2** g
食物繊維	〔0〕g	食物繊維	〔0〕g
食塩相当量	0.1 g	食塩相当量	0.2 g
カリウム	**3** mg	カリウム	**8** mg
リン	16 mg	リン	48 mg
水分	**7.3** g	水分	**22.0** g

ピータン

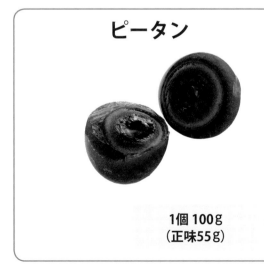

1個 100g
（正味55g）

			30g（正味）の場合	
エネルギー	**103** kcal	エネルギー	**56** kcal
たんぱく質	**7.5** g	たんぱく質	**4.1** g
炭水化物	**0** g	炭水化物	**0** g
食物繊維	〔0〕g	食物繊維	〔0〕g
食塩相当量	1.1 g	食塩相当量	0.6 g
カリウム	**36** mg	カリウム	**20** mg
リン	127 mg	リン	69 mg
水分	**36.7** g	水分	**20.0** g

牛乳（普通）

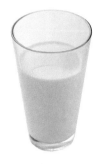

コップ1杯（200mℓ）
210g

エネルギー	128 kcal
たんぱく質	6.9 g
炭水化物	10.1 g
食物繊維	〔0〕g
食塩相当量	0.2 g
カリウム	315 mg
リン	195 mg
水分	183.5 g

30g（正味）の場合

エネルギー	18 kcal
たんぱく質	1.0 g
炭水化物	1.4 g
食物繊維	〔0〕g
食塩相当量	微
カリウム	45 mg
リン	28 mg
水分	26.2 g

牛乳（低脂肪）

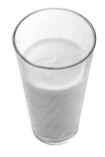

コップ1杯（200mℓ）
210g

エネルギー	88 kcal
たんぱく質	8.0 g
炭水化物	11.6 g
食物繊維	〔0〕g
食塩相当量	0.4 g
カリウム	399 mg
リン	189 mg
水分	186.5 g

30g（正味）の場合

エネルギー	13 kcal
たんぱく質	1.1 g
炭水化物	1.7 g
食物繊維	〔0〕g
食塩相当量	0.1 g
カリウム	57 mg
リン	27 mg
水分	26.6 g

プレーンヨーグルト

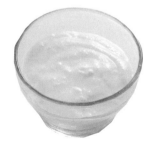

100g

エネルギー	56 kcal
たんぱく質	3.6 g
炭水化物	4.9 g
食物繊維	〔0〕g
食塩相当量	0.1 g
カリウム	170 mg
リン	100 mg
水分	87.7 g

30g（正味）の場合

エネルギー	17 kcal
たんぱく質	1.1 g
炭水化物	1.5 g
食物繊維	〔0〕g
食塩相当量	微
カリウム	51 mg
リン	30 mg
水分	26.3 g

生クリーム（乳脂肪）

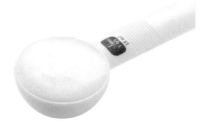

大さじ1杯 15g

エネルギー	61 kcal
たんぱく質	0.3 g
炭水化物	1.0 g
食物繊維	0 g
食塩相当量	微
カリウム	11 mg
リン	13 mg
水分	7.2 g

30g（正味）の場合

エネルギー	121 kcal
たんぱく質	0.6 g
炭水化物	2.0 g
食物繊維	0 g
食塩相当量	微
カリウム	23 mg
リン	25 mg
水分	14.5 g

スキムミルク

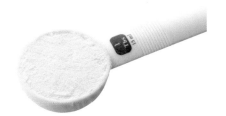

大さじ1杯 8g

エネルギー	28 kcal
たんぱく質	2.7 g
炭水化物	4.3 g
食物繊維	〔0〕g
食塩相当量	0.1 g
カリウム	144 mg
リン	80 mg
水分	0.3 g

30g（正味）の場合

エネルギー	106 kcal
たんぱく質	10.2 g
炭水化物	16.0 g
食物繊維	〔0〕g
食塩相当量	0.4 g
カリウム	540 mg
リン	300 mg
水分	1.1 g

パルメザンチーズ

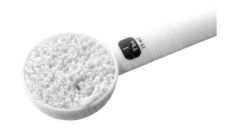

大さじ1杯 8g

エネルギー	36 kcal
たんぱく質	3.5 g
炭水化物	0.2 g
食物繊維	〔0〕g
食塩相当量	0.3 g
カリウム	10 mg
リン	68 mg
水分	1.2 g

30g（正味）の場合

エネルギー	134 kcal
たんぱく質	13.2 g
炭水化物	0.6 g
食物繊維	〔0〕g
食塩相当量	1.1 g
カリウム	36 mg
リン	255 mg
水分	4.6 g

スライスチーズ

1枚 19g

エネルギー	59 kcal
たんぱく質	4.3 g
炭水化物	0.2 g
食物繊維	〔0〕g
食塩相当量	0.5 g
カリウム	11 mg
リン	139 mg
水分	8.6 g

30g（正味）の場合

エネルギー	94 kcal
たんぱく質	6.8 g
炭水化物	0.4 g
食物繊維	〔0〕g
食塩相当量	0.8 g
カリウム	18 mg
リン	219 mg
水分	13.5 g

プロセスチーズ

ブロックタイプ
1個 20g

エネルギー	63 kcal
たんぱく質	4.5 g
炭水化物	0.3 g
食物繊維	〔0〕g
食塩相当量	0.6 g
カリウム	12 mg
リン	146 mg
水分	9.0 g

30g（正味）の場合

エネルギー	94 kcal
たんぱく質	6.8 g
炭水化物	0.4 g
食物繊維	〔0〕g
食塩相当量	0.8 g
カリウム	18 mg
リン	220 mg
水分	13.5 g

ピザ用チーズ

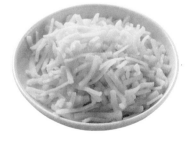

成分値は
市販品で計測

50g

エネルギー	193 kcal
たんぱく質	12.9 g
炭水化物	1.2 g
食物繊維	〔0〕g
食塩相当量	0.8 g
カリウム	39 mg
リン	265 mg
水分	18.9 g

30g（正味）の場合

エネルギー	116 kcal
たんぱく質	7.7 g
炭水化物	0.7 g
食物繊維	〔0〕g
食塩相当量	0.5 g
カリウム	23 mg
リン	159 mg
水分	11.3 g

カマンベールチーズ

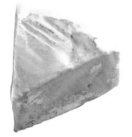

1/4切れ 25g

エネルギー	73 kcal
たんぱく質	**4.8** g
炭水化物	0.2 g
食物繊維	〔0〕g
食塩相当量	0.5 g
カリウム	30 mg
リン	83 mg
水分	13.0 g

30g(正味)の場合

エネルギー	87 kcal
たんぱく質	**5.7** g
炭水化物	0.3 g
食物繊維	〔0〕g
食塩相当量	0.6 g
カリウム	36 mg
リン	99 mg
水分	15.5 g

クリームチーズ

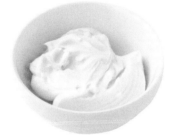

50g

エネルギー	157 kcal
たんぱく質	**4.1** g
炭水化物	1.2 g
食物繊維	〔0〕g
食塩相当量	0.4 g
カリウム	35 mg
リン	43 mg
水分	27.8 g

30g(正味)の場合

エネルギー	94 kcal
たんぱく質	**2.5** g
炭水化物	0.7 g
食物繊維	〔0〕g
食塩相当量	0.2 g
カリウム	21 mg
リン	26 mg
水分	16.7 g

カッテージチーズ

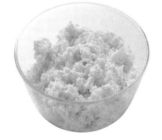

50g

エネルギー	50 kcal
たんぱく質	**6.7** g
炭水化物	1.0 g
食物繊維	〔0〕g
食塩相当量	0.5 g
カリウム	25 mg
リン	65 mg
水分	39.5 g

30g(正味)の場合

エネルギー	30 kcal
たんぱく質	**4.0** g
炭水化物	0.6 g
食物繊維	〔0〕g
食塩相当量	0.3 g
カリウム	15 mg
リン	39 mg
水分	23.7 g

大豆（ゆで）

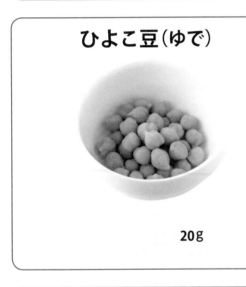

20g

エネルギー	33 kcal
たんぱく質	**3.0** g
炭水化物	1.7 g
食物繊維	1.7 g
食塩相当量	0 g
カリウム	106 mg
リン	38 mg
水分	13.1 g

30g（正味）の場合

エネルギー	49 kcal
たんぱく質	**4.4** g
炭水化物	2.5 g
食物繊維	2.6 g
食塩相当量	0 g
カリウム	159 mg
リン	57 mg
水分	19.6 g

ひよこ豆（ゆで）

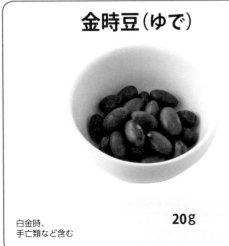

20g

エネルギー	30 kcal
たんぱく質	**1.9** g
炭水化物	5.5 g
食物繊維	2.3 g
食塩相当量	0 g
カリウム	70 mg
リン	24 mg
水分	11.9 g

30g（正味）の場合

エネルギー	45 kcal
たんぱく質	**2.9** g
炭水化物	8.2 g
食物繊維	3.5 g
食塩相当量	0 g
カリウム	105 mg
リン	36 mg
水分	17.9 g

金時豆（ゆで）

20g

白金時、
手亡類など含む

エネルギー	25 kcal
たんぱく質	**1.9** g
炭水化物	4.9 g
食物繊維	2.7 g
食塩相当量	0 g
カリウム	82 mg
リン	28 mg
水分	12.7 g

30g（正味）の場合

エネルギー	38 kcal
たんぱく質	**2.8** g
炭水化物	7.4 g
食物繊維	4.1 g
食塩相当量	0 g
カリウム	123 mg
リン	42 mg
水分	19.1 g

木綿豆腐

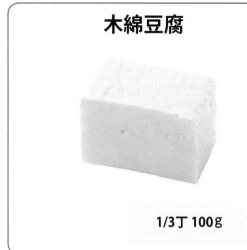

1/3丁 100g

エネルギー	73 kcal
たんぱく質	7.0 g
炭水化物	1.5 g
食物繊維	1.1 g
食塩相当量	微
カリウム	110 mg
リン	88 mg
水分	85.9 g

30g（正味）の場合

エネルギー	22 kcal
たんぱく質	2.1 g
炭水化物	0.5 g
食物繊維	0.3 g
食塩相当量	微
カリウム	33 mg
リン	26 mg
水分	25.8 g

絹ごし豆腐

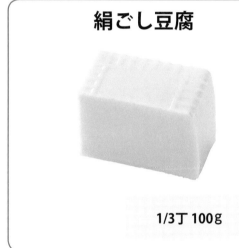

1/3丁 100g

エネルギー	56 kcal
たんぱく質	5.3 g
炭水化物	2.0 g
食物繊維	0.9 g
食塩相当量	微
カリウム	150 mg
リン	68 mg
水分	88.5 g

30g（正味）の場合

エネルギー	17 kcal
たんぱく質	1.6 g
炭水化物	0.6 g
食物繊維	0.3 g
食塩相当量	微
カリウム	45 mg
リン	20 mg
水分	26.6 g

焼き豆腐

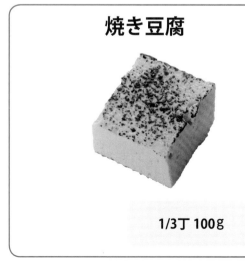

1/3丁 100g

エネルギー	82 kcal
たんぱく質	7.8 g
炭水化物	1.0 g
食物繊維	0.5 g
食塩相当量	0 g
カリウム	90 mg
リン	110 mg
水分	84.8 g

30g（正味）の場合

エネルギー	25 kcal
たんぱく質	2.3 g
炭水化物	0.3 g
食物繊維	0.2 g
食塩相当量	0 g
カリウム	27 mg
リン	33 mg
水分	25.4 g

厚揚げ

エネルギー	72 kcal
たんぱく質	**5.4** g
炭水化物	0.5 g
食物繊維	0.4 g
食塩相当量	0 g
カリウム	60 mg
リン	75 mg
水分	38.0 g

1/3枚 50g

30g(正味)の場合

エネルギー	43 kcal
たんぱく質	**3.2** g
炭水化物	0.3 g
食物繊維	0.2 g
食塩相当量	0 g
カリウム	36 mg
リン	45 mg
水分	22.8 g

油揚げ

エネルギー	38 kcal
たんぱく質	**2.3** g
炭水化物	0 g
食物繊維	0.1 g
食塩相当量	0 g
カリウム	9 mg
リン	35 mg
水分	4.0 g

1/2枚 10g

30g(正味)の場合

エネルギー	113 kcal
たんぱく質	**7.0** g
炭水化物	0.1 g
食物繊維	0.4 g
食塩相当量	0 g
カリウム	26 mg
リン	105 mg
水分	12.0 g

がんもどき

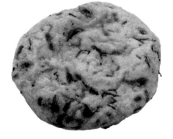

エネルギー	156 kcal
たんぱく質	**10.7** g
炭水化物	1.1 g
食物繊維	1.0 g
食塩相当量	0.4 g
カリウム	56 mg
リン	140 mg
水分	44.5 g

中1個 70g

30g(正味)の場合

エネルギー	67 kcal
たんぱく質	**4.6** g
炭水化物	0.5 g
食物繊維	0.4 g
食塩相当量	0.2 g
カリウム	24 mg
リン	60 mg
水分	19.1 g

納豆

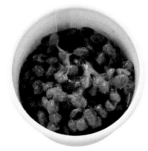

1パック 50g

エネルギー	95	kcal
たんぱく質	8.3	g
炭水化物	6.1	g
食物繊維	3.4	g
食塩相当量	0	g
カリウム	330	mg
リン	95	mg
水分	29.8	g

30g（正味）の場合

エネルギー	57	kcal
たんぱく質	5.0	g
炭水化物	3.6	g
食物繊維	2.0	g
食塩相当量	0	g
カリウム	198	mg
リン	57	mg
水分	17.9	g

高野豆腐

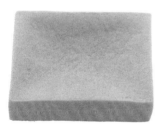

1個 20g

エネルギー	99	kcal
たんぱく質	10.1	g
炭水化物	0.8	g
食物繊維	0.5	g
食塩相当量	0.2	g
カリウム	7	mg
リン	164	mg
水分	1.4	g

30g（正味）の場合

エネルギー	149	kcal
たんぱく質	15.2	g
炭水化物	1.3	g
食物繊維	0.8	g
食塩相当量	0.3	g
カリウム	10	mg
リン	246	mg
水分	2.2	g

おから

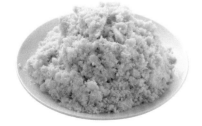

80g

エネルギー	70	kcal
たんぱく質	4.9	g
炭水化物	11.0	g
食物繊維	9.2	g
食塩相当量	0	g
カリウム	280	mg
リン	79	mg
水分	60.4	g

30g（正味）の場合

エネルギー	26	kcal
たんぱく質	1.8	g
炭水化物	4.1	g
食物繊維	3.5	g
食塩相当量	0	g
カリウム	105	mg
リン	30	mg
水分	22.7	g

調製豆乳プレーン

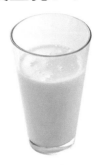

エネルギー	132 kcal
たんぱく質	**6.7** g
炭水化物	10.1 g
食物繊維	0.6 g
食塩相当量	0.2 g
カリウム	357 mg
リン	92 mg
水分	184.6 g

コップ1杯（200mℓ）
210g

30g（正味）の場合

エネルギー	19 kcal
たんぱく質	**1.0** g
炭水化物	1.4 g
食物繊維	0.1 g
食塩相当量	0 g
カリウム	51 mg
リン	13 mg
水分	26.4 g

ゆば（生）

エネルギー	33 kcal
たんぱく質	**3.3** g
炭水化物	0.6 g
食物繊維	0.1 g
食塩相当量	0 g
カリウム	44 mg
リン	38 mg
水分	8.9 g

1枚 15g

30g（正味）の場合

エネルギー	65 kcal
たんぱく質	**6.5** g
炭水化物	1.2 g
食物繊維	0.2 g
食塩相当量	0 g
カリウム	87 mg
リン	75 mg
水分	17.7 g

きな粉

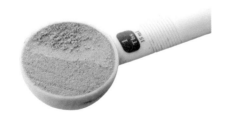

エネルギー	23 kcal
たんぱく質	**1.8** g
炭水化物	1.4 g
食物繊維	0.9 g
食塩相当量	0 g
カリウム	100 mg
リン	33 mg
水分	0.2 g

大さじ1杯 5g

30g（正味）の場合

エネルギー	135 kcal
たんぱく質	**11.0** g
炭水化物	8.5 g
食物繊維	5.4 g
食塩相当量	0 g
カリウム	600 mg
リン	198 mg
水分	1.2 g

食材の栄養がひと目でわかる！

栄養データ
食材編②

野菜、きのこ類、海藻類、果実類、種実類、飲料類、菓子類、調味料

主に副菜となる野菜、きのこ、海藻、間食となる果物や菓子類、飲料のほか、調味料も含め228点を選んで栄養データを掲載。

食材は1個、1束、1パックといった切りのよい単位で掲載。調味料も大さじ1、小さじ1といった単位で表示しています。使いたい分の栄養価がひと目でわかるので、面倒な栄養計算の必要もありません。

食品名
栄養価は基本的に食材の生の状態で算出したものです。豆類など一部は「ゆで」として、ゆでたものを表示しています。

めやす量
1束、1本、1株といった、日常よく使われる単位であらわした量です。廃棄分（野菜や果物の種や皮、豆類や種実のさやなど、捨てる分）がある場合は、その重量も含みます。

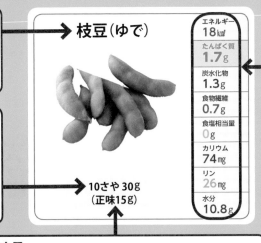

枝豆（ゆで）

エネルギー	18kcal
たんぱく質	1.7g
炭水化物	1.3g
食物繊維	0.7g
食塩相当量	0g
カリウム	74mg
リン	26mg
水分	10.8g

10さや 30g
（正味15g）

栄養価
エネルギー、たんぱく質、炭水化物、食物繊維、食塩相当量、カリウム、リン、水分を表示。いずれも成分値はめやす量を示しています。

＊栄養成分値は「日本食品標準成分表2021年版（八訂）」をもとに算出。品種や産地、季節などの条件によって違いが生じます。平均的な数字ですので、めやすとしてください。

正味量
実際に食べる量で、全体量から廃棄分（野菜や果物の種や皮、豆類や種実のさやなど、捨てる分）の重量を引いた量です。

枝豆（ゆで）

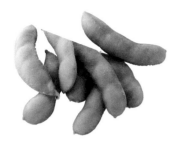

10さや 30g
（正味15g）

エネルギー	18 kcal
たんぱく質	1.7 g
炭水化物	1.3 g
食物繊維	0.7 g
食塩相当量	0 g
カリウム	74 mg
リン	26 mg
水分	10.8 g

オクラ

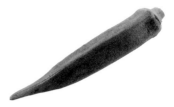

1本 8g
（正味7g）

エネルギー	2 kcal
たんぱく質	0.1 g
炭水化物	0.5 g
食物繊維	0.4 g
食塩相当量	0 g
カリウム	18 mg
リン	4 mg
水分	6.3 g

貝割れ大根

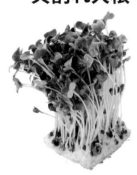

1パック 80g
（正味76g）

エネルギー	16 kcal
たんぱく質	1.6 g
炭水化物	2.5 g
食物繊維	1.4 g
食塩相当量	0 g
カリウム	75 mg
リン	46 mg
水分	71.0 g

かぼちゃ

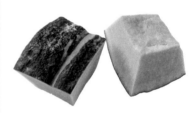

4cm角2切れ 67g
（正味60g）

エネルギー	47 kcal
たんぱく質	1.1 g
炭水化物	12.4 g
食物繊維	2.1 g
食塩相当量	0 g
カリウム	270 mg
リン	26 mg
水分	45.7 g

グリーンアスパラガス

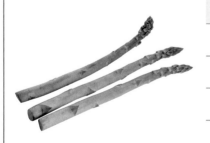

太3本 90g
（正味72g）

エネルギー	15 kcal
たんぱく質	1.9 g
炭水化物	2.8 g
食物繊維	1.3 g
食塩相当量	0 g
カリウム	194 mg
リン	43 mg
水分	66.7 g

グリンピース（ゆで）

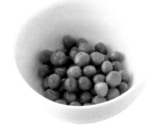

30g

エネルギー	30 kcal
たんぱく質	2.5 g
炭水化物	5.6 g
食物繊維	2.6 g
食塩相当量	0 g
カリウム	102 mg
リン	24 mg
水分	21.7 g

小松菜

エネルギー	6 kcal
たんぱく質	0.6 g
炭水化物	1.0 g
食物繊維	0.8 g
食塩相当量	0 g
カリウム	215 mg
リン	19 mg
水分	40.5 g

1株 50g
（正味43g）

さやいんげん

エネルギー	9 kcal
たんぱく質	0.7 g
炭水化物	2.0 g
食物繊維	0.9 g
食塩相当量	0 g
カリウム	101 mg
リン	16 mg
水分	36.0 g

5本 40g
（正味39g）

さやえんどう

エネルギー	7 kcal
たんぱく質	0.6 g
炭水化物	1.4 g
食物繊維	0.5 g
食塩相当量	0 g
カリウム	36 mg
リン	11 mg
水分	15.9 g

10枚 20g
（正味18g）

しゅんぎく

エネルギー	6 kcal
たんぱく質	0.7 g
炭水化物	1.2 g
食物繊維	1.0 g
食塩相当量	0.1 g
カリウム	138 mg
リン	13 mg
水分	27.5 g

1本 30g

そら豆（ゆで）

エネルギー	39 kcal
たんぱく質	4.0 g
炭水化物	6.4 g
食物繊維	1.5 g
食塩相当量	0 g
カリウム	148 mg
リン	87 mg
水分	27.1 g

10粒 50g
（正味38g）

チンゲンサイ

エネルギー	8 kcal
たんぱく質	0.5 g
炭水化物	1.7 g
食物繊維	1.0 g
食塩相当量	0.1 g
カリウム	221 mg
リン	23 mg
水分	81.6 g

1株 100g
（正味85g）

トマト

中1個 150g
（正味146g）

エネルギー	29 kcal
たんぱく質	1.0 g
炭水化物	6.8 g
食物繊維	1.5 g
食塩相当量	0 g
カリウム	307 mg
リン	38 mg
水分	137.2 g

ミニトマト

1個 10g

エネルギー	3 kcal
たんぱく質	0.1 g
炭水化物	0.7 g
食物繊維	0.1 g
食塩相当量	0 g
カリウム	29 mg
リン	3 mg
水分	9.1 g

万能ねぎ

10本 30g
（正味27g）

エネルギー	7 kcal
たんぱく質	0.5 g
炭水化物	1.5 g
食物繊維	0.7 g
食塩相当量	0 g
カリウム	86 mg
リン	10 mg
水分	24.7 g

菜の花

1本 10g

エネルギー	3 kcal
たんぱく質	0.4 g
炭水化物	0.6 g
食物繊維	0.4 g
食塩相当量	0 g
カリウム	39 mg
リン	9 mg
水分	8.8 g

にら

10茎 100g
（正味95g）

エネルギー	17 kcal
たんぱく質	1.6 g
炭水化物	3.8 g
食物繊維	2.6 g
食塩相当量	0 g
カリウム	485 mg
リン	29 mg
水分	88.0 g

にんじん

中1本 200g
（正味180g）

エネルギー	54 kcal
たんぱく質	1.4 g
炭水化物	15.7 g
食物繊維	4.3 g
食塩相当量	0.2 g
カリウム	486 mg
リン	45 mg
水分	161.5 g

ピーマン

中1個 40g
（正味34g）

エネルギー	7 kcal
たんぱく質	0.3g
炭水化物	1.7g
食物繊維	0.8g
食塩相当量	0g
カリウム	65mg
リン	7mg
水分	31.8g

赤ピーマン

1個 150g
（正味135g）

エネルギー	38 kcal
たんぱく質	1.4g
炭水化物	9.7g
食物繊維	2.2g
食塩相当量	0g
カリウム	284mg
リン	30mg
水分	123.0g

ほうれんそう

1株 30g
（正味27g）

エネルギー	5 kcal
たんぱく質	0.6g
炭水化物	0.8g
食物繊維	0.8g
食塩相当量	0g
カリウム	186mg
リン	13mg
水分	24.9g

ブロッコリー

3房 50g

エネルギー	19 kcal
たんぱく質	2.7g
炭水化物	3.3g
食物繊維	2.6g
食塩相当量	微
カリウム	230mg
リン	55mg
水分	43.1g

水菜

1株 80g
（正味68g）

エネルギー	16 kcal
たんぱく質	1.5g
炭水化物	3.3g
食物繊維	2.0g
食塩相当量	0.1g
カリウム	326mg
リン	44mg
水分	62.2g

モロヘイヤ

1束 110g
（正味83g）

エネルギー	30 kcal
たんぱく質	4.0g
炭水化物	5.2g
食物繊維	4.9g
食塩相当量	0g
カリウム	440mg
リン	91mg
水分	71.5g

かぶ

成分値は根・皮なしのもの

中1個 80g
（正味68g）

エネルギー	13 kcal
たんぱく質	0.4 g
炭水化物	3.3 g
食物繊維	1.0 g
食塩相当量	0 g
カリウム	170 mg
リン	17 mg
水分	63.9 g

カリフラワー

3房 75g

エネルギー	21 kcal
たんぱく質	2.3 g
炭水化物	3.9 g
食物繊維	2.2 g
食塩相当量	0 g
カリウム	308 mg
リン	51 mg
水分	68.1 g

キャベツ

1枚 100g

エネルギー	21 kcal
たんぱく質	1.3 g
炭水化物	5.2 g
食物繊維	1.8 g
食塩相当量	0 g
カリウム	200 mg
リン	27 mg
水分	92.7 g

きゅうり

1本 100g
（正味98g）

エネルギー	13 kcal
たんぱく質	1.0 g
炭水化物	2.9 g
食物繊維	1.1 g
食塩相当量	0 g
カリウム	196 mg
リン	35 mg
水分	93.5 g

しょうが

1個 90g
（正味72g）

エネルギー	20 kcal
たんぱく質	0.6 g
炭水化物	4.8 g
食物繊維	1.5 g
食塩相当量	0 g
カリウム	194 mg
リン	18 mg
水分	65.8 g

ごぼう

中1/2本 100g
（正味90g）

エネルギー	52 kcal
たんぱく質	1.6 g
炭水化物	13.9 g
食物繊維	5.1 g
食塩相当量	0 g
カリウム	288 mg
リン	56 mg
水分	73.5 g

ズッキーニ

エネルギー	23 kcal
たんぱく質	1.9 g
炭水化物	4.0 g
食物繊維	1.9 g
食塩相当量	0 g
カリウム	461 mg
リン	53 mg
水分	136.7 g

1本 150g
（正味144g）

セロリ

エネルギー	12 kcal
たんぱく質	0.4 g
炭水化物	3.5 g
食物繊維	1.5 g
食塩相当量	0.1 g
カリウム	402 mg
リン	38 mg
水分	92.8 g

1本 150g
（正味98g）

大根

エネルギー	26 kcal
たんぱく質	0.7 g
炭水化物	7.0 g
食物繊維	2.2 g
食塩相当量	0 g
カリウム	391 mg
リン	29 mg
水分	160.8 g

1/4本 200g
（正味170g）

たけのこ（ゆで）

エネルギー	23 kcal
たんぱく質	2.6 g
炭水化物	4.1 g
食物繊維	2.5 g
食塩相当量	0 g
カリウム	353 mg
リン	45 mg
水分	67.4 g

小1/4本 75g

玉ねぎ

エネルギー	62 kcal
たんぱく質	1.9 g
炭水化物	15.8 g
食物繊維	2.8 g
食塩相当量	0 g
カリウム	282 mg
リン	58 mg
水分	169.4 g

1個 200g
（正味188g）

とうもろこし（ゆで）

エネルギー	106 kcal
たんぱく質	3.9 g
炭水化物	20.8 g
食物繊維	3.5 g
食塩相当量	0 g
カリウム	325 mg
リン	112 mg
水分	84.4 g

成分値はスイートコーンのもの

1/2本 160g
（正味112g）

長ねぎ

1本 120g
（正味72g）

エネルギー	25kcal
たんぱく質	1.0g
炭水化物	6.0g
食物繊維	1.8g
食塩相当量	0g
カリウム	144mg
リン	19mg
水分	64.5g

なす

中1個 80g
（正味72g）

エネルギー	13kcal
たんぱく質	0.8g
炭水化物	3.7g
食物繊維	1.6g
食塩相当量	0g
カリウム	158mg
リン	22mg
水分	67.1g

にがうり

1/2本 100g
（正味85g）

エネルギー	13kcal
たんぱく質	0.9g
炭水化物	3.3g
食物繊維	2.2g
食塩相当量	0g
カリウム	221mg
リン	26mg
水分	80.2g

にんにく

1片 11g
（正味10g）

エネルギー	13kcal
たんぱく質	0.6g
炭水化物	2.8g
食物繊維	0.6g
食塩相当量	0g
カリウム	51mg
リン	16mg
水分	6.4g

茎にんにく

10本 120g

エネルギー	53kcal
たんぱく質	2.3g
炭水化物	12.7g
食物繊維	4.6g
食塩相当量	0g
カリウム	192mg
リン	40mg
水分	104.0g

白菜

1/4個 750g
（正味705g）

エネルギー	92kcal
たんぱく質	5.6g
炭水化物	22.6g
食物繊維	9.2g
食塩相当量	0g
カリウム	1551mg
リン	233mg
水分	671.2g

ホワイトアスパラガス（水煮缶詰め）

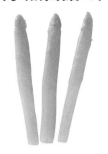

3本 45g

エネルギー	11 kcal
たんぱく質	1.1 g
炭水化物	1.9 g
食物繊維	0.8 g
食塩相当量	0.4 g
カリウム	77 mg
リン	18 mg
水分	41.4 g

もやし（ブラックマッペ）

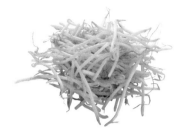

1/4袋 50g

エネルギー	9 kcal
たんぱく質	1.1 g
炭水化物	1.4 g
食物繊維	0.8 g
食塩相当量	0 g
カリウム	33 mg
リン	16 mg
水分	47.4 g

大豆もやし

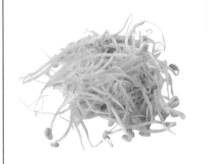

1/4袋 50g（正味48g）

エネルギー	14 kcal
たんぱく質	1.8 g
炭水化物	1.1 g
食物繊維	1.1 g
食塩相当量	0 g
カリウム	77 mg
リン	24 mg
水分	44.2 g

みょうが

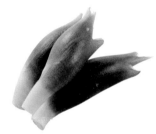

3個 45g（正味44g）

エネルギー	5 kcal
たんぱく質	0.4 g
炭水化物	1.1 g
食物繊維	0.9 g
食塩相当量	0 g
カリウム	92 mg
リン	5 mg
水分	42.1 g

レタス

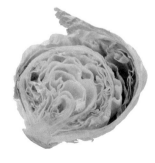

中1/2個 200g（正味196g）

エネルギー	22 kcal
たんぱく質	1.2 g
炭水化物	5.5 g
食物繊維	2.2 g
食塩相当量	0 g
カリウム	392 mg
リン	43 mg
水分	188.0 g

れんこん

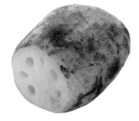

小1節 150g（正味120g）

エネルギー	79 kcal
たんぱく質	2.3 g
炭水化物	18.6 g
食物繊維	2.4 g
食塩相当量	0.1 g
カリウム	528 mg
リン	89 mg
水分	97.8 g

さつまいも

1/3本 125g
（正味113g）

エネルギー	142kcal
たんぱく質	1.4g
炭水化物	36.0g
食物繊維	2.5g
食塩相当量	0g
カリウム	542mg
リン	53mg
水分	74.1g

じゃがいも

1個 150g
（正味135g）

エネルギー	80kcal
たんぱく質	2.4g
炭水化物	23.4g
食物繊維	12.0g
食塩相当量	0g
カリウム	554mg
リン	63mg
水分	107.7g

じゃがいも（メークイン）

1個 120g
（正味108g）

エネルギー	64kcal
たんぱく質	1.9g
炭水化物	18.7g
食物繊維	9.6g
食塩相当量	0g
カリウム	443mg
リン	51mg
水分	86.2g

さといも

中1個 70g
（正味60g）

エネルギー	32kcal
たんぱく質	0.9g
炭水化物	7.9g
食物繊維	1.4g
食塩相当量	0g
カリウム	384mg
リン	33mg
水分	50.5g

長いも

5cm長さ 100g
（正味90g）

エネルギー	58kcal
たんぱく質	2.0g
炭水化物	12.5g
食物繊維	0.9g
食塩相当量	0g
カリウム	387mg
リン	24mg
水分	74.3g

やまといも

小1/2個 100g
（正味90g）

エネルギー	107kcal
たんぱく質	4.1g
炭水化物	24.4g
食物繊維	2.3g
食塩相当量	0g
カリウム	531mg
リン	65mg
水分	60.0g

キムチ（白菜）

エネルギー	8 kcal
たんぱく質	0.7 g
炭水化物	1.6 g
食物繊維	0.7 g
食塩相当量	0.9 g
カリウム	87 mg
リン	14 mg
水分	26.5 g

30g

高菜漬け

エネルギー	8 kcal
たんぱく質	0.5 g
炭水化物	1.6 g
食物繊維	1.0 g
食塩相当量	1.0 g
カリウム	28 mg
リン	6 mg
水分	21.8 g

25g

メンマ

成分値は塩抜きしたもの

エネルギー	5 kcal
たんぱく質	0.3 g
炭水化物	1.1 g
食物繊維	1.1 g
食塩相当量	0.3 g
カリウム	2 mg
リン	3 mg
水分	28.2 g

30g

板こんにゃく

エネルギー	10 kcal
たんぱく質	0.2 g
炭水化物	4.6 g
食物繊維	4.4 g
食塩相当量	0 g
カリウム	66 mg
リン	10 mg
水分	194.6 g

1枚 200g

しらたき

エネルギー	6 kcal
たんぱく質	0.2 g
炭水化物	2.7 g
食物繊維	2.6 g
食塩相当量	0 g
カリウム	11 mg
リン	9 mg
水分	86.9 g

小1玉 90g

はるさめ

主材料がじゃがいも・
さつまいもでんぷんのもの

エネルギー	138 kcal
たんぱく質	0 g
炭水化物	34.6 g
食物繊維	0.5 g
食塩相当量	0 g
カリウム	6 mg
リン	18 mg
水分	5.2 g

1/2袋 40g

えのきたけ

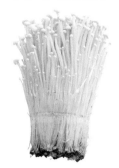

1袋 100g
（正味85g）

エネルギー	29kcal
たんぱく質	**2.3**g
炭水化物	6.5g
食物繊維	3.3g
食塩相当量	0g
カリウム	289mg
リン	94mg
水分	75.3g

エリンギ

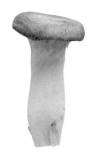

中1本 30g
（正味28g）

エネルギー	9kcal
たんぱく質	**0.8**g
炭水化物	1.7g
食物繊維	1.0g
食塩相当量	0g
カリウム	95mg
リン	25mg
水分	25.3g

しめじ（ぶなしめじ）

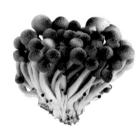

1パック100g
（正味90g）

エネルギー	20kcal
たんぱく質	**2.4**g
炭水化物	4.3g
食物繊維	3.2g
食塩相当量	0g
カリウム	333mg
リン	86mg
水分	82.0g

しいたけ

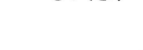
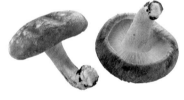

2個 30g
（正味24g）

エネルギー	6kcal
たんぱく質	**0.7**g
炭水化物	1.5g
食物繊維	1.2g
食塩相当量	0g
カリウム	70mg
リン	21mg
水分	21.5g

干ししいたけ

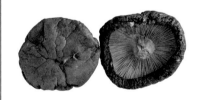

2個 8g
（正味6g）

エネルギー	15kcal
たんぱく質	**1.3**g
炭水化物	3.8g
食物繊維	2.8g
食塩相当量	微
カリウム	132mg
リン	17mg
水分	0.5g

まいたけ

1パック 100g
（正味90g）

エネルギー	20kcal
たんぱく質	**1.8**g
炭水化物	4.0g
食物繊維	3.2g
食塩相当量	0g
カリウム	207mg
リン	49mg
水分	83.4g

マッシュルーム（ホワイト）

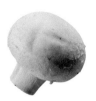

1個 10g

エネルギー	2 kcal
たんぱく質	0.3g
炭水化物	0.2g
食物繊維	0.2g
食塩相当量	0g
カリウム	35mg
リン	10mg
水分	9.4g

マッシュルーム（水煮缶詰め）

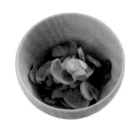

100g

エネルギー	18 kcal
たんぱく質	3.4g
炭水化物	3.3g
食物繊維	3.2g
食塩相当量	0.9g
カリウム	85mg
リン	55mg
水分	92.0g

なめこ（ゆで）

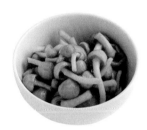

1/2袋 50g

エネルギー	11 kcal
たんぱく質	0.8g
炭水化物	2.6g
食物繊維	1.4g
食塩相当量	0g
カリウム	105mg
リン	28mg
水分	46.4g

ひらたけ

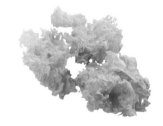

30g
（正味28g）

エネルギー	10 kcal
たんぱく質	0.9g
炭水化物	1.7g
食物繊維	0.7g
食塩相当量	0g
カリウム	95mg
リン	28mg
水分	25.0g

きくらげ（黒・乾燥）

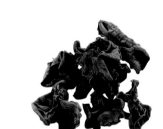

5g

エネルギー	11 kcal
たんぱく質	0.4g
炭水化物	3.6g
食物繊維	2.9g
食塩相当量	微
カリウム	50mg
リン	12mg
水分	0.7g

きくらげ（白・乾燥）

5g

エネルギー	9 kcal
たんぱく質	0.2g
炭水化物	3.7g
食物繊維	3.4g
食塩相当量	微
カリウム	70mg
リン	13mg
水分	0.7g

あおのり（素干し・粉）

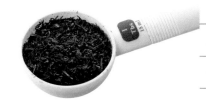

大さじ1杯 2g

エネルギー	5 kcal
たんぱく質	0.6 g
炭水化物	0.8 g
食物繊維	0.7 g
食塩相当量	0.2 g
カリウム	50 mg
リン	8 mg
水分	0.1 g

角寒天（乾燥）

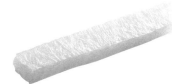

棒寒天 1本 8g

エネルギー	13 kcal
たんぱく質	0.2 g
炭水化物	5.9 g
食物繊維	5.9 g
食塩相当量	微
カリウム	4 mg
リン	3 mg
水分	1.6 g

こんぶ（素干し）

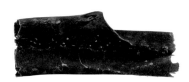

成分値はみついしこんぶのもの

10cm角 4g

エネルギー	9 kcal
たんぱく質	0.3 g
炭水化物	2.6 g
食物繊維	1.4 g
食塩相当量	0.3 g
カリウム	128 mg
リン	9 mg
水分	0.4 g

削りこんぶ

5g

エネルギー	9 kcal
たんぱく質	0.3 g
炭水化物	2.5 g
食物繊維	1.4 g
食塩相当量	0.3 g
カリウム	240 mg
リン	10 mg
水分	1.2 g

ところてん

成分値は味つけの調味料は含まない

1パック 50g

エネルギー	1 kcal
たんぱく質	0.1 g
炭水化物	0.3 g
食物繊維	0.3 g
食塩相当量	0 g
カリウム	1 mg
リン	1 mg
水分	49.6 g

カットわかめ

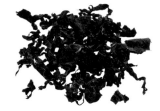

2g

エネルギー	4 kcal
たんぱく質	0.4 g
炭水化物	0.8 g
食物繊維	0.8 g
食塩相当量	0.5 g
カリウム	9 mg
リン	6 mg
水分	0.2 g

わかめ（湯通し塩蔵・塩抜き）

10g

エネルギー	1 kcal
たんぱく質	0.2 g
炭水化物	0.3 g
食物繊維	0.3 g
食塩相当量	0.1 g
カリウム	1 mg
リン	3 mg
水分	9.3 g

めかぶわかめ

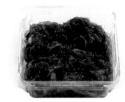

1パック 50g

エネルギー	7 kcal
たんぱく質	0.5 g
炭水化物	1.7 g
食物繊維	1.7 g
食塩相当量	0.2 g
カリウム	44 mg
リン	13 mg
水分	47.1 g

干しひじき

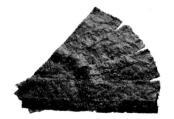

10g

エネルギー	18 kcal
たんぱく質	0.9 g
炭水化物	5.8 g
食物繊維	5.2 g
食塩相当量	0.5 g
カリウム	640 mg
リン	9 mg
水分	0.7 g

のりの佃煮

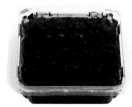

20g

エネルギー	30 kcal
たんぱく質	2.9 g
炭水化物	4.2 g
食物繊維	0.8 g
食塩相当量	1.2 g
カリウム	32 mg
リン	13 mg
水分	11.3 g

焼きのり

1枚分 3g

エネルギー	9 kcal
たんぱく質	1.2 g
炭水化物	1.3 g
食物繊維	1.1 g
食塩相当量	微
カリウム	72 mg
リン	21 mg
水分	0.1 g

もずく（塩蔵・塩抜き）

成分値は味つけの調味料は含まない

1パック 50g

エネルギー	2 kcal
たんぱく質	0.1 g
炭水化物	0.7 g
食物繊維	0.7 g
食塩相当量	0.1 g
カリウム	1 mg
リン	1 mg
水分	48.9 g

アボカド

エネルギー	157 kcal
たんぱく質	1.8 g
炭水化物	7.0 g
食物繊維	4.9 g
食塩相当量	微
カリウム	520 mg
リン	46 mg
水分	62.7 g

1/2個 125 g
（正味88 g）

いちご

エネルギー	5 kcal
たんぱく質	0.1 g
炭水化物	1.3 g
食物繊維	0.2 g
食塩相当量	0 g
カリウム	26 mg
リン	5 mg
水分	13.5 g

中1個 15 g

柿

エネルギー	115 kcal
たんぱく質	0.7 g
炭水化物	28.9 g
食物繊維	2.9 g
食塩相当量	0 g
カリウム	309 mg
リン	25 mg
水分	151.2 g

1個 200 g
（正味182 g）

キウイフルーツ

エネルギー	43 kcal
たんぱく質	0.9 g
炭水化物	11.4 g
食物繊維	2.2 g
食塩相当量	0 g
カリウム	255 mg
リン	26 mg
水分	72.0 g

1個 100 g
（正味85 g）

グレープフルーツ

エネルギー	42 kcal
たんぱく質	0.9 g
炭水化物	10.1 g
食物繊維	0.6 g
食塩相当量	0 g
カリウム	147 mg
リン	18 mg
水分	93.5 g

1/2個 150 g
（正味105 g）

すいか

エネルギー	98 kcal
たんぱく質	1.4 g
炭水化物	22.8 g
食物繊維	0.7 g
食塩相当量	0 g
カリウム	288 mg
リン	19 mg
水分	215.0 g

1切れ 400 g
（正味240 g）

バナナ

エネルギー	84 kcal
たんぱく質	1.0 g
炭水化物	20.3 g
食物繊維	1.0 g
食塩相当量	0 g
カリウム	324 mg
リン	24 mg
水分	67.9 g

1本 150g
（正味90g）

なし

エネルギー	97 kcal
たんぱく質	0.8 g
炭水化物	28.8 g
食物繊維	2.3 g
食塩相当量	0 g
カリウム	357 mg
リン	28 mg
水分	224.4 g

1個 300g
（正味255g）

ぶどう（デラウェア）

エネルギー	74 kcal
たんぱく質	0.5 g
炭水化物	20.1 g
食物繊維	0.6 g
食塩相当量	0 g
カリウム	166 mg
リン	19 mg
水分	106.9 g

1房 150g
（正味128g）

マンゴー

エネルギー	88 kcal
たんぱく質	0.8 g
炭水化物	22.0 g
食物繊維	1.7 g
食塩相当量	0 g
カリウム	221 mg
リン	16 mg
水分	106.6 g

1/2個 200g
（正味130g）

みかん

エネルギー	39 kcal
たんぱく質	0.6 g
炭水化物	9.6 g
食物繊維	0.8 g
食塩相当量	0 g
カリウム	120 mg
リン	12 mg
水分	69.5 g

1個 100g
（正味80g）

メロン

エネルギー	52 kcal
たんぱく質	1.4 g
炭水化物	13.4 g
食物繊維	0.7 g
食塩相当量	0 g
カリウム	442 mg
リン	27 mg
水分	114.1 g

1/6個 260g
（正味130g）

桃

エネルギー	65 kcal
たんぱく質	1.0 g
炭水化物	17.3 g
食物繊維	2.2 g
食塩相当量	0 g
カリウム	306 mg
リン	31 mg
水分	150.8 g

1個 200g
（正味170g）

りんご

エネルギー	113 kcal
たんぱく質	0.2 g
炭水化物	33.0 g
食物繊維	3.0 g
食塩相当量	0 g
カリウム	256 mg
リン	26 mg
水分	179.1 g

成分値は
皮をむいたもの

中1個 250g
（正味213g）

ブルーベリー

エネルギー	43 kcal
たんぱく質	0.5 g
炭水化物	11.6 g
食物繊維	3.0 g
食塩相当量	0 g
カリウム	63 mg
リン	8 mg
水分	77.8 g

30粒 90g

レーズン

エネルギー	32 kcal
たんぱく質	0.3 g
炭水化物	8.0 g
食物繊維	0.4 g
食塩相当量	0 g
カリウム	74 mg
リン	9 mg
水分	1.5 g

20粒 10g

みかん缶詰め

エネルギー	32 kcal
たんぱく質	0.3 g
炭水化物	7.7 g
食物繊維	0.3 g
食塩相当量	0 g
カリウム	38 mg
リン	4 mg
水分	41.9 g

成分値は液汁を含まない

10房 50g

パイナップル缶詰め

エネルギー	30 kcal
たんぱく質	0.2 g
炭水化物	8.1 g
食物繊維	0.2 g
食塩相当量	0 g
カリウム	48 mg
リン	3 mg
水分	31.6 g

成分値は液汁を含む

1切れ 40g

アーモンド（フライ・味つけ）

エネルギー	94 kcal
たんぱく質	3.2 g
炭水化物	2.7 g
食物繊維	1.5 g
食塩相当量	微
カリウム	114 mg
リン	74 mg
水分	0.3 g

15g

梅干し

エネルギー	2 kcal
たんぱく質	0.1 g
炭水化物	0.5 g
食物繊維	0.2 g
食塩相当量	1.1 g
カリウム	13 mg
リン	1 mg
水分	4.3 g

中1個 7g
（正味6g）

カシューナッツ（フライ・味つけ）

エネルギー	89 kcal
たんぱく質	3.0 g
炭水化物	4.0 g
食物繊維	1.0 g
食塩相当量	0.1 g
カリウム	89 mg
リン	74 mg
水分	0.5 g

15g

ぎんなん（殻つき）

エネルギー	50 kcal
たんぱく質	1.4 g
炭水化物	10.4 g
食物繊維	0.5 g
食塩相当量	0 g
カリウム	213 mg
リン	36 mg
水分	17.2 g

40g
（正味30g）

栗

エネルギー	62 kcal
たんぱく質	1.2 g
炭水化物	15.5 g
食物繊維	1.8 g
食塩相当量	0 g
カリウム	176 mg
リン	29 mg
水分	24.7 g

3個 60g
（正味42g）

栗（甘露煮）

エネルギー	35 kcal
たんぱく質	0.3 g
炭水化物	8.5 g
食物繊維	0.4 g
食塩相当量	0 g
カリウム	11 mg
リン	4 mg
水分	6.1 g

1個 15g

くるみ（いり）

エネルギー	143 kcal
たんぱく質	2.9 g
炭水化物	2.3 g
食物繊維	1.5 g
食塩相当量	0 g
カリウム	108 mg
リン	56 mg
水分	0.6 g

20g

ごま（いり）

エネルギー	36 kcal
たんぱく質	1.2 g
炭水化物	1.1 g
食物繊維	0.8 g
食塩相当量	0 g
カリウム	25 mg
リン	34 mg
水分	0.1 g

大さじ1杯 6g

ピーナッツ（いり）

エネルギー	109 kcal
たんぱく質	4.8 g
炭水化物	3.5 g
食物繊維	1.3 g
食塩相当量	0 g
カリウム	139 mg
リン	70 mg
水分	0.4 g

25g
（正味18g）

ピスタチオ（いり・味つけ）

エネルギー	49 kcal
たんぱく質	1.4 g
炭水化物	1.7 g
食物繊維	0.7 g
食塩相当量	0.1 g
カリウム	78 mg
リン	35 mg
水分	0.2 g

15g
（正味8g）

マカデミアナッツ（いり・味つけ）

エネルギー	225 kcal
たんぱく質	2.5 g
炭水化物	3.7 g
食物繊維	1.9 g
食塩相当量	0.2 g
カリウム	90 mg
リン	42 mg
水分	0.4 g

30g

松の実（いり）

エネルギー	134 kcal
たんぱく質	2.9 g
炭水化物	1.6 g
食物繊維	1.4 g
食塩相当量	0 g
カリウム	124 mg
リン	110 mg
水分	0.4 g

20g

ビール・淡色

コップ1杯（200mℓ）
202g

エネルギー	79kcal
たんぱく質	0.6g
炭水化物	6.3g
食物繊維	0g
食塩相当量	0g
カリウム	69mg
リン	30mg
水分	187.5g

発泡酒

コップ1杯（200mℓ）
202g

エネルギー	89kcal
たんぱく質	0.2g
炭水化物	7.3g
食物繊維	0g
食塩相当量	0g
カリウム	26mg
リン	16mg
水分	185.8g

純米酒

1合（180mℓ）
180g

エネルギー	184kcal
たんぱく質	0.7g
炭水化物	6.5g
食物繊維	0g
食塩相当量	0g
カリウム	9mg
リン	16mg
水分	150.7g

焼酎（25度）

1合（180mℓ）
175g

エネルギー	252kcal
たんぱく質	0g
炭水化物	0g
食物繊維	〔0〕
食塩相当量	—
カリウム	—
リン	—
水分	139.1g

白ワイン

グラス1杯（80mℓ）
80g

エネルギー	60kcal
たんぱく質	0.1g
炭水化物	1.6g
食物繊維	—
食塩相当量	0g
カリウム	48mg
リン	10mg
水分	70.9g

赤ワイン

グラス1杯（80mℓ）
80g

エネルギー	54kcal
たんぱく質	0.2g
炭水化物	1.2g
食物繊維	—
食塩相当量	0g
カリウム	88mg
リン	10mg
水分	71.0g

ウイスキー

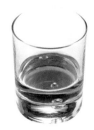

シングル1杯（30mℓ）
29g

エネルギー	68 kcal
たんぱく質	0 g
炭水化物	0 g
食物繊維	〔0〕
食塩相当量	0 g
カリウム	微
リン	微
水分	19.3 g

紹興酒

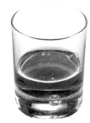

30mℓ 29g

エネルギー	37 kcal
たんぱく質	0.5 g
炭水化物	1.5 g
食物繊維	微
食塩相当量	0 g
カリウム	16 mg
リン	11 mg
水分	22.9 g

オレンジジュース（果汁100%）

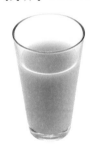

コップ1杯（200mℓ）
210g

エネルギー	95 kcal
たんぱく質	1.7 g
炭水化物	23.1 g
食物繊維	0.6 g
食塩相当量	0 g
カリウム	378 mg
リン	42 mg
水分	184.4 g

野菜ジュース

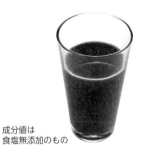

成分値は
食塩無添加のもの

コップ1杯（200mℓ）
210g

エネルギー	44 kcal
たんぱく質	1.7 g
炭水化物	9.9 g
食物繊維	1.9 g
食塩相当量	微
カリウム	483 mg
リン	40 mg
水分	197.2 g

りんごジュース（果汁100%）

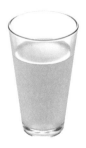

コップ1杯（200mℓ）
210g

エネルギー	90 kcal
たんぱく質	0.4 g
炭水化物	24.8 g
食物繊維	微
食塩相当量	0 g
カリウム	162 mg
リン	13 mg
水分	184.2 g

ミルクココア

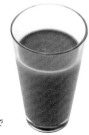

成分値は
お湯150mℓで
溶いたもの

粉末大さじ1杯
9g分

エネルギー	36 kcal
たんぱく質	0.7 g
炭水化物	7.2 g
食物繊維	0.5 g
食塩相当量	0.1 g
カリウム	66 mg
リン	22 mg
水分	150.1 g

コーラ

エネルギー	97 kcal
たんぱく質	0.2 g
炭水化物	23.9 g
食物繊維	—
食塩相当量	0 g
カリウム	微
リン	23 mg
水分	185.9 g

コップ1杯（200mℓ）
210g

サイダー

エネルギー	86 kcal
たんぱく質	微
炭水化物	21.4 g
食物繊維	—
食塩相当量	0 g
カリウム	微
リン	0 mg
水分	188.6 g

コップ1杯（200mℓ）
210g

スポーツドリンク

エネルギー	42 kcal
たんぱく質	0 g
炭水化物	10.2 g
食物繊維	微
食塩相当量	0.2 g
カリウム	52 mg
リン	0 mg
水分	189.4 g

200mℓ 200g

せん茶（液）

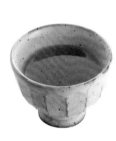

エネルギー	2 kcal
たんぱく質	0.2 g
炭水化物	0.2 g
食物繊維	—
食塩相当量	0 g
カリウム	27 mg
リン	2 mg
水分	99.4 g

100mℓ 100g

コーヒー（液・砂糖、ミルク入り）

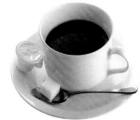

エネルギー	24 kcal
たんぱく質	0.4 g
炭水化物	2.8 g
食物繊維	0 g
食塩相当量	0 g
カリウム	67 mg
リン	14 mg
水分	102.0 g

角砂糖2g、コーヒー
ホワイトナー5gを入れたもの

カップ1杯（100mℓ）
107g

紅茶（液・レモン、砂糖入り）

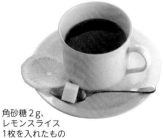

エネルギー	15 kcal
たんぱく質	0.2 g
炭水化物	3.9 g
食物繊維	0.7 g
食塩相当量	0 g
カリウム	26 mg
リン	4 mg
水分	111.6 g

角砂糖2g、
レモンスライス
1枚を入れたもの

カップ1杯（100mℓ）
116g

ショートケーキ（いちご）

1切れ 110g

エネルギー	345 kcal
たんぱく質	7.6 g
炭水化物	47.0 g
食物繊維	1.0 g
食塩相当量	0 g
カリウム	26 mg
リン	23 mg
水分	38.5 g

シュークリーム

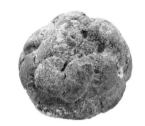

1個 70g

エネルギー	156 kcal
たんぱく質	4.2 g
炭水化物	17.9 g
食物繊維	0.2 g
食塩相当量	0.1 g
カリウム	70 mg
リン	49 mg
水分	39.4 g

ベイクドチーズケーキ

1切れ 110g

エネルギー	329 kcal
たんぱく質	9.4 g
炭水化物	25.6 g
食物繊維	0.2 g
食塩相当量	0.6 g
カリウム	99 mg
リン	107 mg
水分	50.7 g

ケーキドーナツ

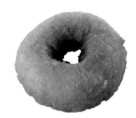

小1個 20g

エネルギー	74 kcal
たんぱく質	1.4 g
炭水化物	12.0 g
食物繊維	0.2 g
食塩相当量	0.1 g
カリウム	17 mg
リン	11 mg
水分	4.0 g

パウンドケーキ

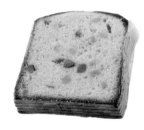

成分値はバターケーキのもの。
マドレーヌ含む

1切れ 40g

エネルギー	169 kcal
たんぱく質	2.3 g
炭水化物	19.2 g
食物繊維	0.3 g
食塩相当量	0.2 g
カリウム	30 mg
リン	27 mg
水分	8.0 g

プリン

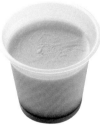

成分値は
キャラメルソースなしのもの

小1個 80g

エネルギー	93 kcal
たんぱく質	4.6 g
炭水化物	11.2 g
食物繊維	0 g
食塩相当量	0.2 g
カリウム	104 mg
リン	88 mg
水分	59.3 g

コーヒーゼリー

成分値は
生クリームなしのもの

1個 80g

エネルギー	35 kcal
たんぱく質	1.3 g
炭水化物	8.2 g
食物繊維	0 g
食塩相当量	微
カリウム	38 mg
リン	4 mg
水分	70.2 g

アイスクリーム（高脂肪）

1食分 95g

エネルギー	195 kcal
たんぱく質	3.3 g
炭水化物	21.3 g
食物繊維	0.1 g
食塩相当量	0.2 g
カリウム	152 mg
リン	105 mg
水分	58.2 g

クッキー

成分値は
ソフトビスケットのもの

3枚 24g

エネルギー	123 kcal
たんぱく質	1.4 g
炭水化物	15.0 g
食物繊維	0.3 g
食塩相当量	0.1 g
カリウム	26 mg
リン	16 mg
水分	0.8 g

ミルクチョコレート

3かけ 15g

エネルギー	83 kcal
たんぱく質	1.0 g
炭水化物	8.4 g
食物繊維	0.6 g
食塩相当量	微
カリウム	66 mg
リン	36 mg
水分	0.1 g

クラッカー

成分値は
オイルスプレークラッカーのもの

3枚 21g

エネルギー	101 kcal
たんぱく質	1.8 g
炭水化物	13.4 g
食物繊維	0.4 g
食塩相当量	0.3 g
カリウム	23 mg
リン	40 mg
水分	0.6 g

ビスケット

成分値は
ハードビスケットのもの

1枚 7g

エネルギー	30 kcal
たんぱく質	0.5 g
炭水化物	5.4 g
食物繊維	0.2 g
食塩相当量	0.1 g
カリウム	10 mg
リン	7 mg
水分	0.2 g

大福もち

エネルギー	134 kcal
たんぱく質	2.8 g
炭水化物	31.9 g
食物繊維	1.1 g
食塩相当量	0.1 g
カリウム	20 mg
リン	19 mg
水分	24.9 g

1個 60g

きんつば

エネルギー	143 kcal
たんぱく質	3.3 g
炭水化物	32.2 g
食物繊維	3.0 g
食塩相当量	0.2 g
カリウム	88 mg
リン	40 mg
水分	18.7 g

1個 55g

桜もち（関東風）

エネルギー	141 kcal
たんぱく質	2.7 g
炭水化物	32.5 g
食物繊維	1.6 g
食塩相当量	0.1 g
カリウム	22 mg
リン	22 mg
水分	24.3 g

1個 60g

カステラ

エネルギー	156 kcal
たんぱく質	3.6 g
炭水化物	30.9 g
食物繊維	0.3 g
食塩相当量	0.1 g
カリウム	43 mg
リン	43 mg
水分	12.8 g

1切れ 50g

どら焼き

エネルギー	234 kcal
たんぱく質	5.3 g
炭水化物	46.3 g
食物繊維	1.5 g
食塩相当量	0.3 g
カリウム	78 mg
リン	61 mg
水分	25.2 g

1個 80g

草もち

エネルギー	114 kcal
たんぱく質	2.4 g
炭水化物	25.6 g
食物繊維	1.4 g
食塩相当量	微
カリウム	47 mg
リン	23 mg
水分	21.5 g

1個 50g

水ようかん

エネルギー	134 kcal
たんぱく質	2.1 g
炭水化物	31.9 g
食物繊維	1.8 g
食塩相当量	0.1 g
カリウム	14 mg
リン	18 mg
水分	45.6 g

1個 80g

みたらしだんご

エネルギー	116 kcal
たんぱく質	1.9 g
炭水化物	26.9 g
食物繊維	0.2 g
食塩相当量	0.4 g
カリウム	35 mg
リン	31 mg
水分	30.3 g

1本 60g

ポテトチップス

エネルギー	81 kcal
たんぱく質	0.7 g
炭水化物	8.2 g
食物繊維	0.6 g
食塩相当量	0.2 g
カリウム	180 mg
リン	15 mg
水分	0.3 g

10枚 15g

せんべい（しょうゆ）

エネルギー	74 kcal
たんぱく質	1.5 g
炭水化物	16.8 g
食物繊維	0.1 g
食塩相当量	0.3 g
カリウム	26 mg
リン	24 mg
水分	1.2 g

1枚 20g

コーンスナック

エネルギー	103 kcal
たんぱく質	1.0 g
炭水化物	13.1 g
食物繊維	0.2 g
食塩相当量	0.2 g
カリウム	18 mg
リン	14 mg
水分	0.2 g

20個 20g

小麦粉あられ

エネルギー	238 kcal
たんぱく質	3.8 g
炭水化物	34.4 g
食物繊維	1.2 g
食塩相当量	0.9 g
カリウム	50 mg
リン	28 mg
水分	1.0 g

50g

塩（食塩）

エネルギー	0 kcal
たんぱく質	0 g
炭水化物	0 g
食物繊維	〔0〕
食塩相当量	6.0 g
カリウム	6 mg
リン	〔0〕
水分	微

小さじ1杯6g

塩（精製塩）

エネルギー	0 kcal
たんぱく質	0 g
炭水化物	0 g
食物繊維	〔0〕
食塩相当量	6.0 g
カリウム	微
リン	〔0〕
水分	微

小さじ1杯6g

塩（並塩）

エネルギー	0 kcal
たんぱく質	0 g
炭水化物	0 g
食物繊維	〔0〕
食塩相当量	4.9 g
カリウム	8 mg
リン	〔0〕
水分	0.1 g

小さじ1杯5g

しょうゆ（こいくち）

エネルギー	5 kcal
たんぱく質	0.5 g
炭水化物	0.5 g
食物繊維	微
食塩相当量	0.9 g
カリウム	23 mg
リン	10 mg
水分	4.0 g

小さじ1杯6g

しょうゆ（うすくち）

エネルギー	4 kcal
たんぱく質	0.3 g
炭水化物	0.3 g
食物繊維	〔微〕
食塩相当量	1.0 g
カリウム	19 mg
リン	8 mg
水分	4.2 g

小さじ1杯6g

減塩しょうゆ（こいくち）

エネルギー	4 kcal
たんぱく質	0.5 g
炭水化物	0.5 g
食物繊維	〔0〕
食塩相当量	0.5 g
カリウム	16 mg
リン	10 mg
水分	4.5 g

小さじ1杯6g

白しょうゆ

エネルギー	5 kcal
たんぱく質	0.2g
炭水化物	1.2g
食物繊維	〔0〕
食塩相当量	0.9g
カリウム	6mg
リン	5mg
水分	3.8g

小さじ1杯 6g

みそ（辛みそ・淡色）

エネルギー	11 kcal
たんぱく質	0.8g
炭水化物	1.3g
食物繊維	0.3g
食塩相当量	0.7g
カリウム	23mg
リン	10mg
水分	2.7g

別名信州みそ

小さじ1杯 6g

みそ（甘みそ）

エネルギー	12 kcal
たんぱく質	0.6g
炭水化物	2.3g
食物繊維	0.3g
食塩相当量	0.4g
カリウム	20mg
リン	8mg
水分	2.6g

別名西京みそ、白みそ

小さじ1杯 6g

みそ（麦みそ）

エネルギー	11 kcal
たんぱく質	0.6g
炭水化物	1.8g
食物繊維	0.4g
食塩相当量	0.6g
カリウム	20mg
リン	7mg
水分	2.6g

小さじ1杯 6g

みそ（豆みそ）

エネルギー	12 kcal
たんぱく質	1.0g
炭水化物	0.9g
食物繊維	0.4g
食塩相当量	0.7g
カリウム	56mg
リン	15mg
水分	2.7g

別名八丁みそ、たまりみそ

小さじ1杯 6g

減塩みそ

エネルギー	11 kcal
たんぱく質	0.7g
炭水化物	1.5g
食物繊維	0.3g
食塩相当量	0.6g
カリウム	29mg
リン	10mg
水分	2.8g

小さじ1杯 6g

米酢

小さじ1杯5g

エネルギー	3kcal
たんぱく質	微
炭水化物	0.4g
食物繊維	〔0〕
食塩相当量	0g
カリウム	1mg
リン	1mg
水分	4.4g

穀物酢

小さじ1杯5g

エネルギー	2kcal
たんぱく質	微
炭水化物	0.1g
食物繊維	〔0〕
食塩相当量	0g
カリウム	微
リン	微
水分	4.7g

バルサミコ酢

小さじ1杯5g

エネルギー	6kcal
たんぱく質	微
炭水化物	1.0g
食物繊維	〔0〕
食塩相当量	微
カリウム	7mg
リン	1mg
水分	3.7g

ポン酢しょうゆ

小さじ1杯6g

エネルギー	3kcal
たんぱく質	0.2g
炭水化物	0.4g
食物繊維	微
食塩相当量	0.3g
カリウム	17mg
リン	4mg
水分	4.9g

ウスターソース

小さじ1杯6g

エネルギー	7kcal
たんぱく質	0.1g
炭水化物	1.6g
食物繊維	0g
食塩相当量	0.5g
カリウム	11mg
リン	1mg
水分	3.7g

濃厚ソース

小さじ1杯6g

エネルギー	8kcal
たんぱく質	0.1g
炭水化物	1.9g
食物繊維	0.1g
食塩相当量	0.3g
カリウム	13mg
リン	1mg
水分	3.6g

オイスターソース

エネルギー	6 kcal
たんぱく質	0.5g
炭水化物	1.1g
食物繊維	0g
食塩相当量	0.7g
カリウム	16mg
リン	7mg
水分	3.7g

小さじ1杯 6g

甜麺醤（テンメンジャン）

エネルギー	15 kcal
たんぱく質	0.5g
炭水化物	2.3g
食物繊維	0.2g
食塩相当量	0.4g
カリウム	21mg
リン	8mg
水分	2.3g

小さじ1杯 6g

豆板醤（トウバンジャン）

エネルギー	3 kcal
たんぱく質	0.1g
炭水化物	0.5g
食物繊維	0.3g
食塩相当量	1.1g
カリウム	12mg
リン	3mg
水分	4.2g

小さじ1杯 6g

トマトピューレー

エネルギー	2 kcal
たんぱく質	0.1g
炭水化物	0.5g
食物繊維	0.1g
食塩相当量	微
カリウム	25mg
リン	2mg
水分	4.3g

小さじ1杯 5g

トマトケチャップ

エネルギー	6 kcal
たんぱく質	0.1g
炭水化物	1.4g
食物繊維	0.1g
食塩相当量	0.2g
カリウム	19mg
リン	2mg
水分	3.3g

小さじ1杯 5g

チリソース

エネルギー	6 kcal
たんぱく質	0.1g
炭水化物	1.3g
食物繊維	0.1g
食塩相当量	0.2g
カリウム	25mg
リン	2mg
水分	3.4g

小さじ1杯 5g

みりん、料理酒、めんつゆなど

本みりん

大さじ1杯 18g

エネルギー	43kcal
たんぱく質	0.1g
炭水化物	7.8g
食物繊維	—
食塩相当量	0g
カリウム	1mg
リン	1mg
水分	8.5g

みりん風調味料

大さじ1杯 18g

エネルギー	41kcal
たんぱく質	微
炭水化物	10.0g
食物繊維	〔0〕
食塩相当量	微
カリウム	1mg
リン	3mg
水分	7.8g

料理酒

大さじ1杯 15g

エネルギー	13kcal
たんぱく質	微
炭水化物	0.7g
食物繊維	0g
食塩相当量	0.3g
カリウム	1mg
リン	1mg
水分	12.4g

清酒（普通酒）

大さじ1杯 15g

エネルギー	16kcal
たんぱく質	0.1g
炭水化物	0.7g
食物繊維	0g
食塩相当量	0g
カリウム	1mg
リン	1mg
水分	12.4g

めんつゆ（ストレートタイプ）

大さじ1杯 15g

エネルギー	7kcal
たんぱく質	0.3g
炭水化物	1.3g
食物繊維	—
食塩相当量	0.5g
カリウム	15mg
リン	7mg
水分	12.8g

めんつゆ（3倍濃縮タイプ）

大さじ1杯 15g

エネルギー	15kcal
たんぱく質	0.7g
炭水化物	3.0g
食物繊維	—
食塩相当量	1.5g
カリウム	33mg
リン	13mg
水分	9.7g

顆粒和風だし

エネルギー	7 kcal
たんぱく質	0.7g
炭水化物	0.9g
食物繊維	0g
食塩相当量	1.2g
カリウム	5mg
リン	8mg
水分	微

小さじ1杯 3g

顆粒中華だし

エネルギー	6 kcal
たんぱく質	0.4g
炭水化物	1.1g
食物繊維	〔0〕
食塩相当量	1.4g
カリウム	27mg
リン	7mg
水分	微

小さじ1杯 3g

コンソメ（固形）

エネルギー	12 kcal
たんぱく質	0.4g
炭水化物	2.1g
食物繊維	0g
食塩相当量	2.2g
カリウム	10mg
リン	4mg
水分	微

顆粒状の製品も含む

1個 5g

おでん用顆粒だし

エネルギー	5 kcal
たんぱく質	0.3g
炭水化物	1.0g
食物繊維	微
食塩相当量	1.7g
カリウム	6mg
リン	4mg
水分	微

小さじ1杯 3g

洋風だし（液状）

エネルギー	12 kcal
たんぱく質	2.6g
炭水化物	0.6g
食物繊維	—
食塩相当量	1.0g
カリウム	220mg
リン	74mg
水分	195.6g

200㎖

かつお・こんぶだし（液状）

エネルギー	4 kcal
たんぱく質	0.6g
炭水化物	0.6g
食物繊維	—
食塩相当量	0.2g
カリウム	126mg
リン	26mg
水分	198.4g

200㎖

マヨネーズ

エネルギー	80kcal
たんぱく質	0.2g
炭水化物	0.4g
食物繊維	0g
食塩相当量	0.2g
カリウム	2mg
リン	3mg
水分	2.0g

大さじ1杯 12g

フレンチドレッシング

エネルギー	50kcal
たんぱく質	微
炭水化物	1.9g
食物繊維	0g
食塩相当量	0.9g
カリウム	微
リン	微
水分	7.2g

大さじ1杯 15g

和風ドレッシング

エネルギー	27kcal
たんぱく質	0.3g
炭水化物	1.4g
食物繊維	微
食塩相当量	0.5g
カリウム	11mg
リン	6mg
水分	10.4g

成分値はオイル入りのもの

大さじ1杯 15g

サウザンアイランドドレッシング

エネルギー	59kcal
たんぱく質	微
炭水化物	1.9g
食物繊維	0.1g
食塩相当量	0.5g
カリウム	5mg
リン	1mg
水分	6.6g

大さじ1杯 15g

カレールウ

エネルギー	95kcal
たんぱく質	1.3g
炭水化物	8.9g
食物繊維	1.3g
食塩相当量	2.1g
カリウム	64mg
リン	22mg
水分	0.6g

1かけ 20g

ホワイトシチュールウ

エネルギー	93kcal
たんぱく質	1.3g
炭水化物	8.0g
食物繊維	—
食塩相当量	1.7g
カリウム	—
リン	—
水分	—

成分値は市販品のもの

1かけ 18g

小麦粉（薄力粉）

エネルギー	31 kcal
たんぱく質	0.7 g
炭水化物	6.8 g
食物繊維	0.2 g
食塩相当量	0 g
カリウム	10 mg
リン	5 mg
水分	1.3 g

大さじ1杯 9g

小麦粉（強力粉）

エネルギー	30 kcal
たんぱく質	1.1 g
炭水化物	6.5 g
食物繊維	0.2 g
食塩相当量	0 g
カリウム	8 mg
リン	6 mg
水分	1.3 g

大さじ1杯 9g

天ぷら粉

エネルギー	30 kcal
たんぱく質	0.8 g
炭水化物	6.8 g
食物繊維	0.2 g
食塩相当量	微
カリウム	14 mg
リン	11 mg
水分	1.1 g

大さじ1杯 9g

パン粉（乾燥）

エネルギー	11 kcal
たんぱく質	0.4 g
炭水化物	1.9 g
食物繊維	0.1 g
食塩相当量	微
カリウム	5 mg
リン	4 mg
水分	0.4 g

大さじ1杯 3g

かたくり粉

エネルギー	30 kcal
たんぱく質	微
炭水化物	7.3 g
食物繊維	〔0〕
食塩相当量	0 g
カリウム	3 mg
リン	4 mg
水分	1.6 g

大さじ1杯 9g

コーンスターチ

エネルギー	22 kcal
たんぱく質	微
炭水化物	5.2 g
食物繊維	〔0〕
食塩相当量	0 g
カリウム	微
リン	1 mg
水分	0.8 g

大さじ1杯 6g

上白糖

エネルギー	35 kcal
たんぱく質	〔0〕
炭水化物	8.9 g
食物繊維	〔0〕
食塩相当量	0 g
カリウム	微
リン	微
水分	0.1 g

大さじ1杯 9g

角砂糖

エネルギー	8 kcal
たんぱく質	〔0〕
炭水化物	2.0 g
食物繊維	〔0〕
食塩相当量	0 g
カリウム	微
リン	〔0〕
水分	微

1cm角 2g

黒砂糖

エネルギー	70 kcal
たんぱく質	0.3 g
炭水化物	18.1 g
食物繊維	〔0〕
食塩相当量	微
カリウム	220 mg
リン	6 mg
水分	0.9 g

2cm角 20g

グラニュー糖

エネルギー	47 kcal
たんぱく質	〔0〕
炭水化物	12.0 g
食物繊維	0 g
食塩相当量	0 g
カリウム	微
リン	〔0〕
水分	微

大さじ1杯 12g

はちみつ

エネルギー	69 kcal
たんぱく質	0.1 g
炭水化物	17.2 g
食物繊維	〔0〕
食塩相当量	0 g
カリウム	14 mg
リン	1 mg
水分	3.7 g

大さじ1杯 21g

メープルシロップ

エネルギー	56 kcal
たんぱく質	微
炭水化物	13.9 g
食物繊維	〔0〕
食塩相当量	0 g
カリウム	48 mg
リン	微
水分	6.9 g

大さじ1杯 21g

オリーブ油

エネルギー	107 kcal
たんぱく質	0g
炭水化物	0g
食物繊維	0g
食塩相当量	0g
カリウム	0mg
リン	0mg
水分	0g

大さじ1杯 12g

サラダ油（調合油）

エネルギー	106 kcal
たんぱく質	0g
炭水化物	0g
食物繊維	0g
食塩相当量	0g
カリウム	微
リン	微
水分	0g

大さじ1杯 12g

ごま油

エネルギー	107 kcal
たんぱく質	0g
炭水化物	0g
食物繊維	0g
食塩相当量	0g
カリウム	微
リン	微
水分	0g

大さじ1杯 12g

有塩バター

エネルギー	84 kcal
たんぱく質	0.1g
炭水化物	微
食物繊維	〔0〕
食塩相当量	0.2g
カリウム	3mg
リン	2mg
水分	1.9g

大さじ1杯 12g

食塩不使用バター

エネルギー	86 kcal
たんぱく質	0.1g
炭水化物	微
食物繊維	0g
食塩相当量	0g
カリウム	3mg
リン	2mg
水分	1.9g

大さじ1杯 12g

マーガリン（有塩）

エネルギー	86 kcal
たんぱく質	微
炭水化物	0.1g
食物繊維	〔0〕
食塩相当量	0.2g
カリウム	3mg
リン	2mg
水分	1.8g

大さじ1杯 12g

食品の栄養成分表示の読みとり方

数ある食品から適切なものを選ぶには、食品表示を
読みとることが大切です。ふだんからラベルに書かれた
栄養成分を確認して購入する習慣をつけましょう。

**「飽和脂肪酸」と
「食物繊維」の
2項目が推奨表示**

将来的に義務化をめざす
「推奨項目」として「飽和
脂肪酸」と「食物繊維」の
2成分が加わりました。

**栄養表示の
義務づけ**

栄養表示が義務づ
けられているのは、
エネルギー、たんぱ
く質、脂質、炭水化
物、ナトリウム（食塩
相当量に換算したも
の）の5項目です。

栄養成分表示

食品単位あたり	
熱量（エネルギー）	◯ kcal
たんぱく質	△ g
脂質	□ g
―飽和脂肪酸	◯ g
―n-3 系脂肪酸	△ g
コレステロール	□ mg
炭水化物	◯ g
―糖質	△ g
―糖類	△ g
―食物繊維	◯ g
食塩相当量	△ g
熱量、たんぱく質、脂質、飽和脂肪酸、n-3系脂肪酸、コレステロール、炭水化物、糖質、糖類食物繊維及びナトリウム以外の栄養成分	△ mg

**炭水化物から糖質を
読みとるには？**

炭水化物から食物繊維
を引いたものが糖質で
す。ほとんどの食品に炭
水化物が表示されてい
ますが、食物繊維は記
載されていないことが
多いです。その場合は、
糖質量＝炭水化物量と
考えてもそれほど差は
ありません。

「ナトリウム」は「食塩相当量」で表示

「ナトリウム」は「食塩相当量」で表示するのが義務づけられま
したが、まだナトリウム表示が多いのが実情です。一般にいう
塩分は「食塩相当量」にあたります。ナトリウムで表示されてい
る場合は、次の計算式で食塩相当量を算出できますので、参考
にしてください。

●ナトリウムを塩分量に置き換える計算式

$$\text{食塩相当量 (g)} = \text{ナトリウム値 (mg)} \times 2.54^{(*)} \div 1000$$

＊は塩分換算係数

食材の栄養がひと目でわかる！

栄養データ
料理編
主菜、副菜、主食・軽食

ふだんからよく食べることが多い、一般的な料理90点を選び、栄養データを掲載。栄養価は1食分のめやす量で掲載。エネルギー、たんぱく質、炭水化物、食塩相当量のほか、食物繊維、カリウム、リン、水分量も表示していますので、家庭での食事作りはもちろん、外食のメニューを選ぶ際にも参考になります。

料理名
料理は日常的によく食べるメニューを、「主菜」「副菜」「主食・軽食」に分類。使いやすいように主材料となる食材の順に並べています。

栄養価
エネルギー、たんぱく質、炭水化物、食物繊維、食塩相当量、カリウム、リン、水分を表示。いずれも成分値は1人分（1食分）のめやすです。また、それぞれの料理は材料や調理法などによって栄養価のデータに違いが生じます。あくまでもめやすとしてご活用ください。

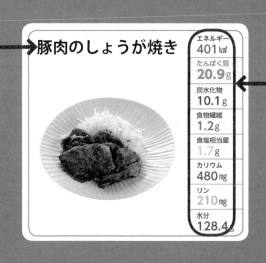

豚肉のしょうが焼き

エネルギー	401 kcal
たんぱく質	20.9 g
炭水化物	10.1 g
食物繊維	1.2 g
食塩相当量	1.7 g
カリウム	480 mg
リン	210 mg
水分	128.4 g

＊栄養成分値は「日本食品標準成分表2020年版（八訂）」をもとに算出。品種や産地、季節などの条件によって違いが生じます。平均的な数字ですので、めやすとしてください。

肉じゃが

エネルギー	324 kcal
たんぱく質	11.0 g
炭水化物	43.3 g
食物繊維	15.8 g
食塩相当量	1.3 g
カリウム	1000 mg
リン	180 mg
水分	350.5 g

チンジャオロースー風炒め物

エネルギー	351 kcal
たんぱく質	14.9 g
炭水化物	11.8 g
食物繊維	1.6 g
食塩相当量	1.7 g
カリウム	400 mg
リン	160 mg
水分	116.0 g

ハンバーグ

エネルギー	311 kcal
たんぱく質	17.7 g
炭水化物	11.6 g
食物繊維	2.4 g
食塩相当量	1.8 g
カリウム	430 mg
リン	150 mg
水分	126.9 g

牛ヒレステーキ

エネルギー	267 kcal
たんぱく質	22.0 g
炭水化物	5.6 g
食物繊維	1.3 g
食塩相当量	1.5 g
カリウム	520 mg
リン	220 mg
水分	113.3 g

ビーフシチュー

エネルギー	459 kcal
たんぱく質	12.3 g
炭水化物	21.3 g
食物繊維	2.1 g
食塩相当量	3.0 g
カリウム	450 mg
リン	135 mg
水分	224.7 g

ローストビーフ

エネルギー	231 kcal
たんぱく質	26.5 g
炭水化物	1.6 g
食物繊維	0.5 g
食塩相当量	1.0 g
カリウム	380 mg
リン	250 mg
水分	95.6 g

豚肉のしょうが焼き

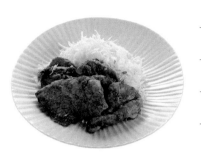

エネルギー	401 kcal
たんぱく質	20.9 g
炭水化物	10.1 g
食物繊維	1.2 g
食塩相当量	1.7 g
カリウム	480 mg
リン	210 mg
水分	128.4 g

酢豚

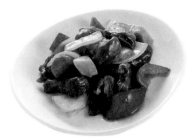

エネルギー	490 kcal
たんぱく質	20.5 g
炭水化物	20.8 g
食物繊維	4.2 g
食塩相当量	1.6 g
カリウム	740 mg
リン	230 mg
水分	180.1 g

とんカツ

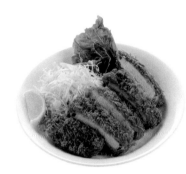

ソースは含まない

エネルギー	442 kcal
たんぱく質	22.7 g
炭水化物	12.9 g
食物繊維	1.8 g
食塩相当量	0.3 g
カリウム	461 mg
リン	218 mg
水分	86.8 g

ホイコーロー

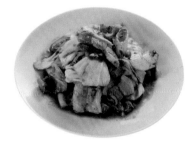

エネルギー	342 kcal
たんぱく質	15.5 g
炭水化物	12.8 g
食物繊維	3.2 g
食塩相当量	1.5 g
カリウム	520 mg
リン	160 mg
水分	197.1 g

麻婆なす

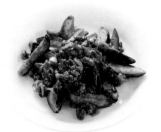

エネルギー	245 kcal
たんぱく質	11.7 g
炭水化物	14.1 g
食物繊維	3.5 g
食塩相当量	2.3 g
カリウム	510 mg
リン	120 mg
水分	167.9 g

ギョーザ

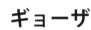
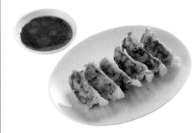

エネルギー	371 kcal
たんぱく質	11.5 g
炭水化物	16.5 g
食物繊維	2.8 g
食塩相当量	1.5 g
カリウム	489 mg
リン	111 mg
水分	139.9 g

鶏肉のから揚げ

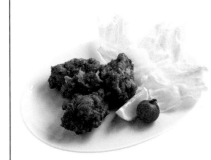

エネルギー	318 kcal
たんぱく質	24.6 g
炭水化物	16.1 g
食物繊維	1.8 g
食塩相当量	2.5 g
カリウム	530 mg
リン	250 mg
水分	87.6 g

鶏の照り焼き

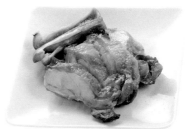

エネルギー	232 kcal
たんぱく質	14.2 g
炭水化物	6.5 g
食物繊維	0.9 g
食塩相当量	1.2 g
カリウム	340 mg
リン	160 mg
水分	101.4 g

蒸し鶏のごまだれ

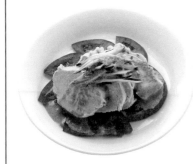

エネルギー	187 kcal
たんぱく質	19.4 g
炭水化物	11.4 g
食物繊維	1.7 g
食塩相当量	1.5 g
カリウム	562 mg
リン	235 mg
水分	170.9 g

鶏肉のクリームシチュー

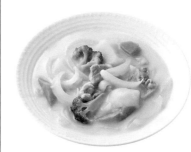

エネルギー	372 kcal
たんぱく質	18.6 g
炭水化物	23.4 g
食物繊維	3.6 g
食塩相当量	2.1 g
カリウム	480 mg
リン	231 mg
水分	230.1 g

鶏手羽と卵の煮物

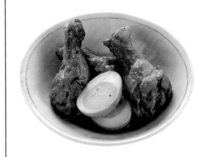

エネルギー	298 kcal
たんぱく質	25.9 g
炭水化物	9.7 g
食物繊維	0 g
食塩相当量	2.2 g
カリウム	440 mg
リン	270 mg
水分	274.3 g

鶏つくね

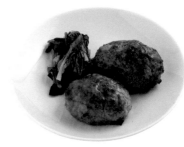

エネルギー	261 kcal
たんぱく質	17.5 g
炭水化物	9.4 g
食物繊維	1.4 g
食塩相当量	1.6 g
カリウム	430 mg
リン	150 mg
水分	124.0 g

いわしの しょうが煮

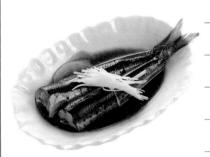

エネルギー	252 kcal
たんぱく質	27.4 g
炭水化物	7.0 g
食物繊維	0.2 g
食塩相当量	1.1 g
カリウム	490 mg
リン	340 mg
水分	162.4 g

さばのみそ煮

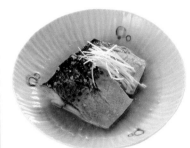

エネルギー	226 kcal
たんぱく質	18.1 g
炭水化物	10.9 g
食物繊維	0.7 g
食塩相当量	2.0 g
カリウム	410 mg
リン	200 mg
水分	117.0 g

さんまの塩焼き

エネルギー	221 kcal
たんぱく質	18.0 g
炭水化物	2.1 g
食物繊維	0.7 g
食塩相当量	1.3 g
カリウム	308 mg
リン	177 mg
水分	80.7 g

かれいの煮物

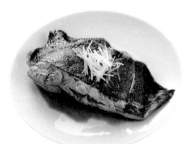

エネルギー	194 kcal
たんぱく質	26.2 g
炭水化物	6.7 g
食物繊維	0 g
食塩相当量	1.5 g
カリウム	480 mg
リン	270 mg
水分	156.1 g

ぶりの照り焼き

エネルギー	262 kcal
たんぱく質	21.9 g
炭水化物	3.2 g
食物繊維	0 g
食塩相当量	1.0 g
カリウム	400 mg
リン	140 mg
水分	70.1 g

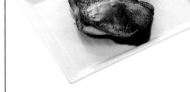

ぶり大根

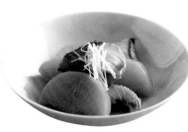

エネルギー	341 kcal
たんぱく質	24.0 g
炭水化物	23.6 g
食物繊維	2.7 g
食塩相当量	2.7 g
カリウム	890 mg
リン	190 mg
水分	243.2 g

アクアパッツァ

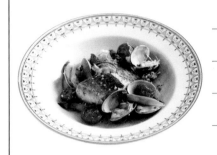

エネルギー	208 kcal
たんぱく質	20.6 g
炭水化物	8.7 g
食物繊維	2.3 g
食塩相当量	1.5 g
カリウム	670 mg
リン	280 mg
水分	157.8 g

さわらのムニエル

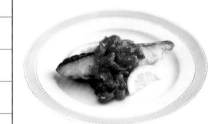

エネルギー	232 kcal
たんぱく質	17.5 g
炭水化物	9.0 g
食物繊維	1.5 g
食塩相当量	1.7 g
カリウム	600 mg
リン	210 mg
水分	134.0 g

たらのちり鍋

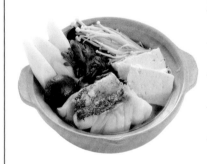

つけだれ（ポン酢しょうゆなど）は
含まない

エネルギー	130 kcal
たんぱく質	18.2 g
炭水化物	9.5 g
食物繊維	3.5 g
食塩相当量	1.5 g
カリウム	1013 mg
リン	266 mg
水分	417.2 g

鮭の竜田揚げ

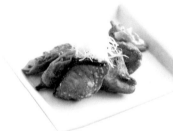

エネルギー	205 kcal
たんぱく質	18.9 g
炭水化物	5.8 g
食物繊維	1.0 g
食塩相当量	1.5 g
カリウム	390 mg
リン	210 mg
水分	97.1 g

刺し身盛り合わせ

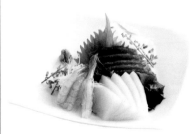

つけじょうゆも含む

エネルギー	128 kcal
たんぱく質	27.0 g
炭水化物	2.6 g
食物繊維	0.6 g
食塩相当量	1.5 g
カリウム	500 mg
リン	320 mg
水分	119.9 g

まぐろの山かけ

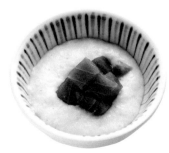

エネルギー	106 kcal
たんぱく質	13.0 g
炭水化物	12.0 g
食物繊維	0.8 g
食塩相当量	0.8 g
カリウム	573 mg
リン	149 mg
水分	113.3 g

えびの
チリソース炒め

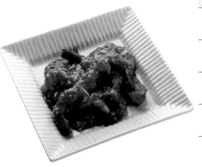

エネルギー	253 kcal
たんぱく質	24.6 g
炭水化物	15.8 g
食物繊維	1.1 g
食塩相当量	2.2 g
カリウム	530 mg
リン	350 mg
水分	132.2 g

天ぷら

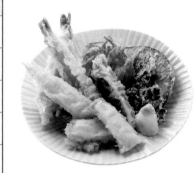

天つゆは含まない

エネルギー	524 kcal
たんぱく質	21.1 g
炭水化物	29.9 g
食物繊維	4.3 g
食塩相当量	0.5 g
カリウム	680 mg
リン	290 mg
水分	202.9 g

カキフライ

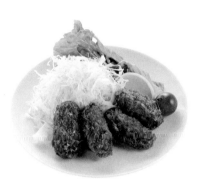

ソースは含まない

エネルギー	377 kcal
たんぱく質	8.1 g
炭水化物	14.3 g
食物繊維	1.7 g
食塩相当量	0.9 g
カリウム	310 mg
リン	120 mg
水分	121.0 g

カキの
オイスターソース
炒め

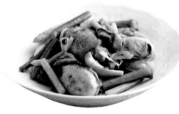

エネルギー	197 kcal
たんぱく質	10.3 g
炭水化物	17.3 g
食物繊維	2.9 g
食塩相当量	2.1 g
カリウム	420 mg
リン	160 mg
水分	186.7 g

たこときゅうりの
酢の物

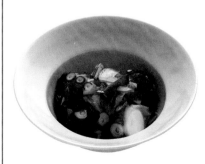

エネルギー	126 kcal
たんぱく質	22.3 g
炭水化物	4.3 g
食物繊維	0.6 g
食塩相当量	1.9 g
カリウム	348 mg
リン	144 mg
水分	135.3 g

ほたてと
チンゲンサイの
クリーム煮

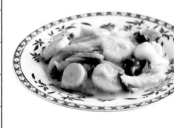

エネルギー	191 kcal
たんぱく質	22.6 g
炭水化物	11.6 g
食物繊維	1.0 g
食塩相当量	2.3 g
カリウム	700 mg
リン	340 mg
水分	204.6 g

だし巻き卵

エネルギー	126 kcal
たんぱく質	11.1 g
炭水化物	1.4 g
食物繊維	0.4 g
食塩相当量	1.2 g
カリウム	181 mg
リン	164 mg
水分	97.3 g

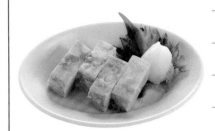

オムレツ

エネルギー	154 kcal
たんぱく質	7.1 g
炭水化物	2.7 g
食物繊維	0.1 g
食塩相当量	1.2 g
カリウム	110 mg
リン	100 mg
水分	54.2 g

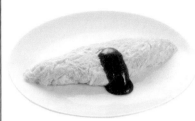

スクランブルエッグ

エネルギー	129 kcal
たんぱく質	9.0 g
炭水化物	0.2 g
食物繊維	0 g
食塩相当量	0.3 g
カリウム	95 mg
リン	136 mg
水分	47.6 g

ハムエッグ

エネルギー	201 kcal
たんぱく質	15.8 g
炭水化物	1.0 g
食物繊維	0 g
食塩相当量	1.2 g
カリウム	206 mg
リン	241 mg
水分	62.5 g

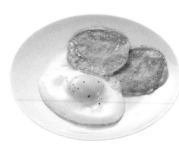

茶碗蒸し

エネルギー	70 kcal
たんぱく質	9.7 g
炭水化物	1.3 g
食物繊維	0.6 g
食塩相当量	0.9 g
カリウム	240 mg
リン	140 mg
水分	120.4 g

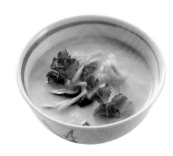

かに玉

エネルギー	207 kcal
たんぱく質	14.8 g
炭水化物	15.3 g
食物繊維	4.8 g
食塩相当量	1.5 g
カリウム	440 mg
リン	190 mg
水分	189.9 g

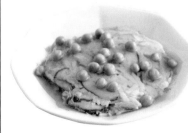

肉豆腐

項目	値
エネルギー	292 kcal
たんぱく質	23.8 g
炭水化物	16.7 g
食物繊維	5.1 g
食塩相当量	2.3 g
カリウム	680 mg
リン	290 mg
水分	373.0 g

麻婆豆腐

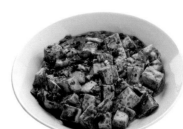

項目	値
エネルギー	260 kcal
たんぱく質	19.5 g
炭水化物	9.5 g
食物繊維	1.8 g
食塩相当量	2.5 g
カリウム	375 mg
リン	215 mg
水分	200.0 g

豆腐とにらの炒め物

項目	値
エネルギー	196 kcal
たんぱく質	12.6 g
炭水化物	9.5 g
食物繊維	2.7 g
食塩相当量	2.0 g
カリウム	500 mg
リン	160 mg
水分	162.0 g

揚げ出し豆腐

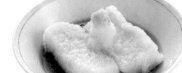

項目	値
エネルギー	196 kcal
たんぱく質	8.2 g
炭水化物	14.8 g
食物繊維	1.7 g
食塩相当量	0.9 g
カリウム	340 mg
リン	120 mg
水分	208.1 g

厚揚げと白菜の中華炒め

項目	値
エネルギー	193 kcal
たんぱく質	10.8 g
炭水化物	9.2 g
食物繊維	2.8 g
食塩相当量	1.4 g
カリウム	430 mg
リン	180 mg
水分	199.7 g

高野豆腐と野菜の炊き合わせ

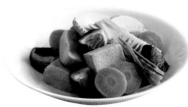

項目	値
エネルギー	180 kcal
たんぱく質	15.1 g
炭水化物	17.0 g
食物繊維	6.8 g
食塩相当量	2.0 g
カリウム	620 mg
リン	260 mg
水分	208.9 g

ほうれんそうの ごまあえ

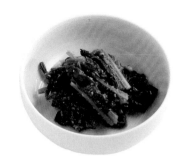

エネルギー	43kcal
たんぱく質	2.6g
炭水化物	5.2g
食物繊維	2.6g
食塩相当量	0.5g
カリウム	580mg
リン	60mg
水分	81.2g

野菜のナムル

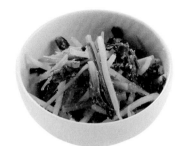

エネルギー	46kcal
たんぱく質	2.5g
炭水化物	6.5g
食物繊維	2.4g
食塩相当量	0.6g
カリウム	370mg
リン	49mg
水分	100.3g

野菜の白あえ

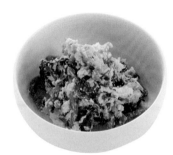

エネルギー	89kcal
たんぱく質	6.2g
炭水化物	7.2g
食物繊維	3.6g
食塩相当量	0.4g
カリウム	670mg
リン	110mg
水分	135.5g

野菜サラダ

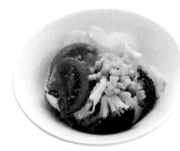

エネルギー	87kcal
たんぱく質	3.4g
炭水化物	9.7g
食物繊維	3.5g
食塩相当量	1.0g
カリウム	379mg
リン	454mg
水分	110.1g

ポテトサラダ

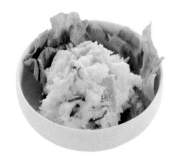

エネルギー	156kcal
たんぱく質	5.7g
炭水化物	15.8g
食物繊維	7.0g
食塩相当量	1.0g
カリウム	460mg
リン	110mg
水分	125.8g

たたききゅうりと ささ身のあえ物

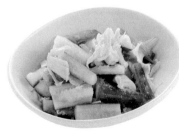

エネルギー	61kcal
たんぱく質	8.0g
炭水化物	2.8g
食物繊維	1.0g
食塩相当量	0.9g
カリウム	290mg
リン	100mg
水分	106.8g

焼きなす

項目	値
エネルギー	19 kcal
たんぱく質	1.5 g
炭水化物	4.6 g
食物繊維	1.9 g
食塩相当量	0.4 g
カリウム	210 mg
リン	33 mg
水分	85.9 g

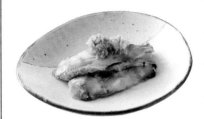

小松菜と厚揚げの煮びたし

エネルギー	88 kcal
たんぱく質	6.1 g
炭水化物	5.1 g
食物繊維	1.6 g
食塩相当量	1.4 g
カリウム	490 mg
リン	120 mg
水分	206.8 g

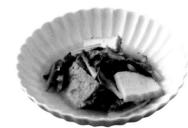

切り干し大根の煮物

エネルギー	86 kcal
たんぱく質	3.2 g
炭水化物	14.8 g
食物繊維	2.8 g
食塩相当量	1.2 g
カリウム	470 mg
リン	67 mg
水分	86.2 g

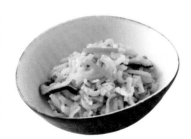

かぼちゃのそぼろあん

エネルギー	111 kcal
たんぱく質	6.1 g
炭水化物	16.6 g
食物繊維	2.1 g
食塩相当量	0.9 g
カリウム	400 mg
リン	71 mg
水分	147.9 g

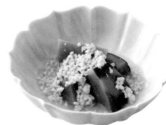

ほうれんそうとコーンのバター炒め

エネルギー	90 kcal
たんぱく質	3.0 g
炭水化物	11.7 g
食物繊維	3.9 g
食塩相当量	1.1 g
カリウム	620 mg
リン	59 mg
水分	114.0 g

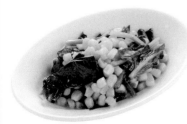

さといもの煮っころがし

エネルギー	105 kcal
たんぱく質	2.7 g
炭水化物	23.8 g
食物繊維	3.2 g
食塩相当量	1.0 g
カリウム	960 mg
リン	95 mg
水分	201.7 g

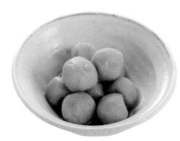

おからのいり煮

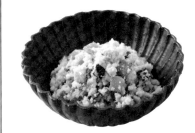

エネルギー	98 kcal
たんぱく質	**5.5** g
炭水化物	**11.6** g
食物繊維	**6.0** g
食塩相当量	0.9 g
カリウム	290 mg
リン	75 mg
水分	111.0 g

めかぶ納豆

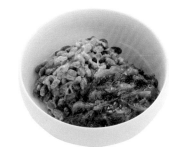

エネルギー	65 kcal
たんぱく質	**5.7** g
炭水化物	**5.1** g
食物繊維	**3.0** g
食塩相当量	0.9 g
カリウム	250 mg
リン	75 mg
水分	64.3 g

ひじきの炒め煮

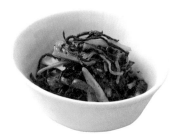

エネルギー	75 kcal
たんぱく質	**3.1** g
炭水化物	**9.9** g
食物繊維	**3.4** g
食塩相当量	1.4 g
カリウム	180 mg
リン	45 mg
水分	80.8 g

もずく酢

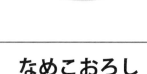

エネルギー	16 kcal
たんぱく質	**0.2** g
炭水化物	**3.5** g
食物繊維	**0.7** g
食塩相当量	0.4 g
カリウム	12 mg
リン	5 mg
水分	61.2 g

きのこのワイン蒸し

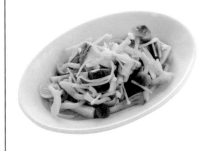

エネルギー	36 kcal
たんぱく質	**2.6** g
炭水化物	**6.2** g
食物繊維	**3.7** g
食塩相当量	0.8 g
カリウム	310 mg
リン	90 mg
水分	96.3 g

なめこおろし

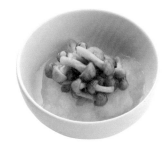

エネルギー	21 kcal
たんぱく質	**1.0** g
炭水化物	**5.2** g
食物繊維	**1.9** g
食塩相当量	0.4 g
カリウム	270 mg
リン	33 mg
水分	110.0 g

親子丼

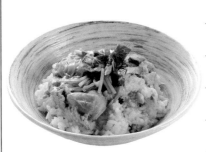

エネルギー	464 kcal
たんぱく質	17.6 g
炭水化物	82.6 g
食物繊維	3.6 g
食塩相当量	1.5 g
カリウム	238 mg
リン	200 mg
水分	239.1 g

牛丼

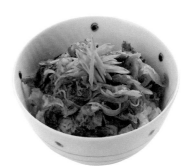

エネルギー	556 kcal
たんぱく質	13.2 g
炭水化物	87.0 g
食物繊維	5.0 g
食塩相当量	2.0 g
カリウム	278 mg
リン	158 mg
水分	277.6 g

チャーハン

エネルギー	469 kcal
たんぱく質	16.5 g
炭水化物	79.7 g
食物繊維	4.5 g
食塩相当量	2.2 g
カリウム	340 mg
リン	250 mg
水分	209.7 g

ポークカレー

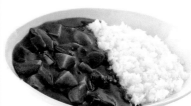

エネルギー	544 kcal
たんぱく質	10.6 g
炭水化物	89.6 g
食物繊維	4.8 g
食塩相当量	2.8 g
カリウム	258 mg
リン	132 mg
水分	278.4 g

シーフードドリア

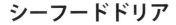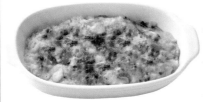

エネルギー	554 kcal
たんぱく質	22.9 g
炭水化物	60.5 g
食物繊維	2.7 g
食塩相当量	2.6 g
カリウム	440 mg
リン	440 mg
水分	245.2 g

ビビンバ

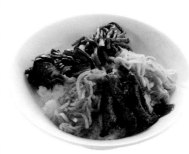

エネルギー	481 kcal
たんぱく質	14.2 g
炭水化物	70.9 g
食物繊維	7.9 g
食塩相当量	4.2 g
カリウム	589 mg
リン	200 mg
水分	285.2 g

きつねうどん

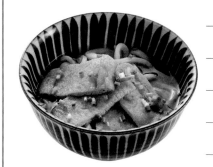

エネルギー	392 kcal
たんぱく質	13.8 g
炭水化物	67.1 g
食物繊維	3.6 g
食塩相当量	4.3 g
カリウム	340 mg
リン	190 mg
水分	520.2 g

鴨南蛮そば

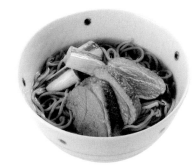

エネルギー	415 kcal
たんぱく質	17.3 g
炭水化物	53.6 g
食物繊維	5.4 g
食塩相当量	3.3 g
カリウム	460 mg
リン	270 mg
水分	475.4 g

ラーメン

エネルギー	418 kcal
たんぱく質	20.1 g
炭水化物	67.8 g
食物繊維	6.6 g
食塩相当量	5.4 g
カリウム	542 mg
リン	285 mg
水分	480.9 g

ソース焼きそば

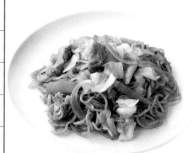

エネルギー	442 kcal
たんぱく質	15.4 g
炭水化物	67.0 g
食物繊維	6.7 g
食塩相当量	3.0 g
カリウム	500 mg
リン	160 mg
水分	220.2 g

スパゲッティ ミートソース

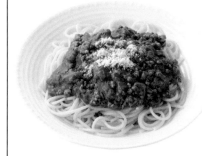

エネルギー	625 kcal
たんぱく質	26.1 g
炭水化物	68.6 g
食物繊維	7.6 g
食塩相当量	4.2 g
カリウム	605 mg
リン	263 mg
水分	318.4 g

ナポリタン

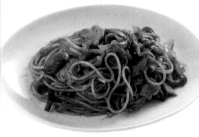

エネルギー	529 kcal
たんぱく質	16.1 g
炭水化物	82.3 g
食物繊維	8.3 g
食塩相当量	5.1 g
カリウム	465 mg
リン	213 mg
水分	247.2 g

サンドイッチ（卵）

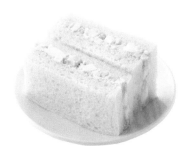

エネルギー	335 kcal
たんぱく質	11.8 g
炭水化物	29.9 g
食物繊維	2.6 g
食塩相当量	1.8 g
カリウム	120 mg
リン	130 mg
水分	68.4 g

サンドイッチ（ツナ）

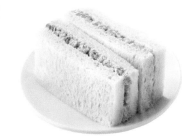

エネルギー	388 kcal
たんぱく質	15.1 g
炭水化物	29.6 g
食物繊維	2.7 g
食塩相当量	2.4 g
カリウム	160 mg
リン	180 mg
水分	62.9 g

ピザトースト

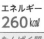

エネルギー	260 kcal
たんぱく質	12.0 g
炭水化物	37.1 g
食物繊維	1.9 g
食塩相当量	2.0 g
カリウム	190 mg
リン	180 mg
水分	52.4 g

ハンバーガー

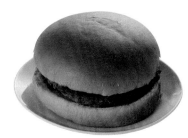

エネルギー	392 kcal
たんぱく質	5.4 g
炭水化物	31.8 g
食物繊維	1.5 g
食塩相当量	1.1 g
カリウム	123 mg
リン	54 mg
水分	45.9 g

ホットドッグ

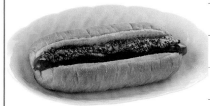

エネルギー	366 kcal
たんぱく質	12.8 g
炭水化物	32.2 g
食物繊維	1.3 g
食塩相当量	2.5 g
カリウム	240 mg
リン	170 mg
水分	72.2 g

ホットケーキ

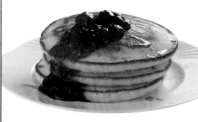

エネルギー	568 kcal
たんぱく質	15.4 g
炭水化物	106.1 g
食物繊維	2.3 g
食塩相当量	1.4 g
カリウム	433 mg
リン	322 mg
水分	84.4 g

ピザ

エネルギー	486 kcal
たんぱく質	20.5 g
炭水化物	59.5 g
食物繊維	3.9 g
食塩相当量	2.6 g
カリウム	390 mg
リン	400 mg
水分	150.7 g

お好み焼き

エネルギー	494 kcal
たんぱく質	28.1 g
炭水化物	41.8 g
食物繊維	3.1 g
食塩相当量	2.1 g
カリウム	640 mg
リン	340 mg
水分	273.7 g

あんパン

1個100gのもの

エネルギー	266 kcal
たんぱく質	7.0 g
炭水化物	53.0 g
食物繊維	3.3 g
食塩相当量	0.3 g
カリウム	120 mg
リン	68 mg
水分	35.5 g

カレーパン

1個100gのもの

エネルギー	302 kcal
たんぱく質	6.6 g
炭水化物	32.3 g
食物繊維	1.6 g
食塩相当量	1.2 g
カリウム	130 mg
リン	91 mg
水分	41.3 g

肉まん

1個100gのもの

エネルギー	242 kcal
たんぱく質	10.0 g
炭水化物	43.4 g
食物繊維	3.2 g
食塩相当量	1.2 g
カリウム	310 mg
リン	87 mg
水分	39.5 g

あんまん

1個100gのもの

エネルギー	279 kcal
たんぱく質	6.2 g
炭水化物	51.3 g
食物繊維	3.3 g
食塩相当量	0.1 g
カリウム	110 mg
リン	67 mg
水分	36.6 g

腎臓病の基礎知識 &

データで見る！

たんぱく質の

賢いとり方

食事療法を続けていくためには必要な知識を身につけ、病気を理解することが大切です。ここでは「慢性腎臓病とはどんな病気なのか？」、腎臓病の基礎知識を解説しています。また、食品を選ぶ際のポイントとたんぱく質量の少ない順、野菜や果物はカリウム量の少ない順も掲載しています。食事療法にお役立てください。

腎臓病の基礎知識
（128 ～ 133 ページ）

慢性腎臓病はどんな病気なのか？どんな症状が出るのか？その治療法は？など、腎臓病の基礎知識をわかりやすく解説しています（腎臓の働きとしくみは8ページ参照）。

たんぱく質の賢いとり方 &
たんぱく質量の少ない順
（134 ～ 147 ページ）

主にたんぱく源となる食品は、肉、魚介、卵、乳製品、大豆製品。それぞれ各カテゴリー別に賢くとり入れるコツを紹介。あわせてたんぱく質の少ない順にデータを掲載しています。

カリウムの賢いとり方 &
カリウム量の少ない順
（148 ～ 153 ページ）

野菜、果物、種実の食品は、カリウムのとり方のポイントと、カリウム量の少ない順を掲載。また、野菜は加熱するとカリウムの数値が変化しますので、加熱後のデータも掲載しています。

慢性腎臓病とは
どんな病気なのか？

急性の腎臓病と慢性の腎臓病

腎臓病とは、腎臓の糸球体や尿細管に炎症が起こることで、腎臓の働きが悪くなる病気です。

原因となる病気の種類によって腎臓自体に病気を生じる原発性（一次性）と、腎臓以外に原因があり、その結果としての続発性（二次性）、さらに病気の発生と進展の違いにより急性と慢性に分けられます。

原発性の腎臓病は、腎臓自体になんらかの障害が起こり、腎機能が低下する腎臓病をさします。糸球体腎炎や間質性腎炎などが原発性の腎臓病です。

続発性の腎臓病は腎臓以外の病気が原因になっているものをさし、糖尿病性腎症、腎硬化症などがあります。

急性の腎臓病は、症状が出てから短い期間で腎臓の機能が低下し、尿がほとんど出なくなるほど悪化するものの、適切な治療によって改善し、回復することも可能な腎臓病です。

総称として急性腎障害（ＡＫＩ）といいます。急性糸球体腎炎が代表的ですが、けがや手術により一時的に腎機能が低下して起こることもあります。

慢性の腎臓病は症状が徐々に進行する病気で、慢性腎臓病（ＣＫＤ）と総称します。か

なり進行するまで自覚症状がありません。

原因となる病気には、慢性糸球体腎炎、糖尿病性腎症、腎硬化症、多発性嚢胞腎などがあります。

また、急性糸球体腎炎など、最初は急性だったものの、回復することができず、慢性へと移行することもあります。

進行すると腎不全、透析治療へ

慢性腎臓病は急性腎障害と違い、ある程度進行すると、治療しても完治することはありません。治療せず放置すると、進行して腎不全となり、透析療法が必要になります。

やっかいなのは、慢性腎臓病では機能が3分の1程度まで低下しないと、自覚症状が出ないことです。そのため、健康診断などでたまたま異常が発見されることが多いのが特徴です。

血管疾患の発症率も高くなる

慢性腎臓病が怖いのは腎不全になることだけではありません。人工透析に至らなくても、心筋梗塞、心不全、脳卒中などの他の血管疾患の発症率が格段に高くなることがわかっています。なぜなら、慢性腎臓病と心血管疾患は、病気の原因につながる危険因子に、共通するものが多いためです。

慢性腎臓病（ＣＫＤ）の診断基準

　慢性腎臓病（ＣＫＤ）は、尿検査でたんぱく尿など数値の異常が３カ月以上続く場合、もしくは糸球体濾過量〈GFR〉が60㎖／分／1.73㎡未満の状態が３カ月以上続く場合、このいずれか、あるいは両方を満たす場合に診断されます。

　GFRとは、１分間に血液が糸球体を通過する量のことで、数値が小さくなるほど腎機能が低下していることを示します。

1　尿所見の異常　腎臓病の障害が明らかであり、たんぱく尿が出ている

2　GFR60未満　糸球体濾過量（GFR）が60㎖／分／1.73㎡未満である

1、2のいずれか、または両方が３カ月以上続いている

慢性腎臓病（ＣＫＤ）

治療で予防。進行を遅らせる

高血圧、糖尿病など、原疾患の治療

治療しないと

腎不全 ➡ 末期腎不全（透析）

腎臓の機能が低下して、腎臓がその役割を果たせなくなる。働きを代替する透析治療や腎移植が必要となる。

心血管疾患（心筋梗塞、心不全、脳卒中）

慢性腎臓病を悪化させるような状態が続くと、心筋梗塞や狭心症などの心臓病や、脳卒中などを引き起こす危険を高める。

慢性腎臓病は
どんな症状が出るのか？

腎機能の状態で6つのステージに分類される

慢性腎臓病は腎機能の状態によりG1からG5まで6つのステージに分類されます。分類は右ページの表のとおり、糸球体濾過量（GFR）が基準になります。

G2までであれば、適切な治療と生活改善により、腎機能が正常な状態に戻る可能性もあります。G3以上に進行しても、血圧とたんぱく尿のコントロールをすれば、さらなる悪化を防ぐことができます。

慢性腎臓病は、自然によくなることはありません。自覚症状がないからと治療を放置すると、腎機能が低下し、自覚症状が出たときには、かなり腎障害が進行した状態になってしまいます。

慢性腎臓病は早期発見、早期治療が重要な病気です。

慢性腎臓病の症状と経過

ステージG1

慢性腎臓病は、初期はほとんど自覚症状がありません。

ステージG1では少量のたんぱく尿（排出されるたんぱく尿が1日0.2g以上）が認められるものの、腎機能は正常に働きます。

ステージG2

ステージG2になると軽度の腎機能低下が認められますが、腎臓病とわかる自覚症状はほとんどありません。発見は風邪症状による受診、健康診断等の検査によって、たんぱく尿、血尿が指摘され発見されることがほとんどです。

ステージG3

ステージG3以降になると、慢性腎不全への進行が早くなり、治療しても失われた機能が戻ることはありません。

腎機能が低下してくると、たんぱく尿、血尿、むくみ、高血圧、尿量の増加などの症状が出ます。

ステージG4以降

さらにG4以降の腎不全期になると、体内の老廃物が尿中にきちんと排泄できなくなることで、だるさ、吐きけ、食欲不振、頭痛、呼吸困難、貧血などの尿毒症の症状が出てきます。高血圧や、尿量が増えることによる脱水は、腎機能をさらに低下させます。また血液中に老廃物がたまることで起こる高窒素血症も糸球体に負担をかけるため危険です。

腎機能低下を抑える治療とともに、これらの症状に対する治療を行います。

慢性腎臓病（CKD）の重症度分類（ステージ表）

重症度は原疾患・GFR区分・たんぱく尿区分を合わせたステージにより評価する。CKDの重症度は死亡、末期腎不全、心血管死亡発症のリスクを緑 ▨ のステージを基準に、黄 ▨、オレンジ ▨、赤 ▨ の順にステージが上昇するほどリスクは上昇する。

原疾患	たんぱく尿区分		A1	A2	A3
糖尿病	尿アルブミン定量（mg／日）		正常	微量アルブミン尿	顕性アルブミン尿
	尿アルブミン/Cr比（mg/gCr）		30未満	30〜299	300以上
高血圧 腎炎 多発性嚢胞腎 移植腎 不明　その他	尿たんぱく定量（g/日）		正常	軽度たんぱく尿	高度たんぱく尿
	尿たんぱく/Cr比（g/gCr）		0.15未満	0.15〜0.49	0.50以上
GFR区分（ml／分／1.73㎡）	G1	正常または高値	≧90			
	G2	正常または軽度低下	60〜89			
	G3a	軽度〜中等度低下	45〜59			
	G3b	中等度〜高度低下	30〜44			
	G4	高度低下	15〜29			
	G5	末期腎不全（ESKD）	<15			

日本腎臓学会編『エビデンスに基づくCKD診療ガイド2018』

慢性腎臓病は
どんな治療をするのか？

CKD の進行に応じた治療と原疾患の治療

慢性腎臓病と診断されたら、まず、原因は何か、腎障害や腎機能はどの程度なのかを把握する必要があります。そのうえで、悪化につながる要因のうち治療できるものは治療します。

慢性腎臓病の原疾患には、糖尿病性腎症、腎硬化症、多発性囊胞腎などがあります。また、IgA腎症、ループス腎炎、膜性増殖性糸球体腎炎などは、急性腎障害として発症することもありますが、早急に適切な治療をしない場合には腎機能が回復せず、慢性腎臓病へと移行することもあります。

慢性腎臓病の危険因子

慢性腎臓病の危険因子としては、年齢（加齢）、家族歴、過去の健診で尿異常や腎機能異常を指摘された人、肥満をはじめ、脂質異常症、高血圧、耐糖能異常（糖尿病予備群）、糖尿病などのメタボリックシンドロームの人、非ステロイド性消炎鎮痛剤などの薬を常用している人、急性腎不全の既往歴がある人、膠原病、感染症、尿路結石がある人、喫煙者などがあげられます。

特に高血圧は腎臓の血管に負担をかけ、腎硬化症をはじめ、さまざまな腎臓病を進行させる原因にもなります。血管障害である糖尿病も腎臓の血管に負担をかけて糖尿病性腎症を進行させます。糖尿病予備群の人は運動、食生活に気をつけるなど生活改善を心がけ、糖尿病の人は血糖と血圧のコントロールをして腎臓に負担をかけないようにすることが大切です。

基本は食事療法＋生活改善＋必要に応じた薬

慢性腎臓病は、重症度によって治療の方針が異なります（重症度分類は131ページ）。ステージG2以上では、原疾患の治療のための薬物療法と、生活習慣の改善による予防のための治療を行います。G3以上に腎機能が低下した場合は、食塩制限や肥満の改善などの食事療法を中心に行います。

食事療法では、適正なエネルギーと水分の摂取をしながら、減塩、適切なたんぱく質制限、リン・カリウムの制限を行います。

薬物療法では、腎不全を治す薬はありませんが、腎機能の低下を防ぐため、高血圧の場合は降圧剤や利尿剤など血圧をコントロールする治療を行い、体内にたまるリン、カリウムを吸着する薬、進行を遅らせるためにステロイド、免疫抑制剤などを使います。

日常生活では過度な運動、長時間労働などを避け、ストレス、疲れをためないように心がけます。

慢性腎臓病（CKD）の主な治療

生活習慣

疲れをためず、安静にしすぎず、規則正しい生活をするなど

食事療法

腎機能の低下を抑えるための食事療法。基本は減塩、適切なたんぱく質とエネルギーの摂取など

薬物療法

・腎機能の低下を遅らせ、改善させるための治療
・慢性腎臓病の原因となる病気の治療

腎臓の働きの程度と治療の目安

	G1	G2	G3a	G3b	G4	G5
eGFR値※	90以上	89〜60	59〜45	44〜30	29〜15	15未満
腎臓の働きの程度	正常	軽度低下	軽度〜中等度低下	中等度〜高度低下	高度低下	末期腎不全
治療の目安		原疾患の治療と生活習慣の改善 食塩制限や肥満の改善など食事療法			透析・移植について考える	透析・移植の準備

参考：日本腎臓学会編「CKD診療ガイド2012」

腎臓病の重症度は、腎臓の働きの程度と、糖尿病や高血圧などの腎臓病のもとになっている病気、尿たんぱくの状態を合わせて評価します。
※eGFR…血清クレアチニン値、年齢、性別を用いてeGFR（推算糸球体濾過量）を算出し、腎臓病の指標として使用します。

栄養データで見る！
たんぱく質の賢いとり方
主食

ご飯やパン、めんといった主食になる穀物は、エネルギー源として大きな役割を果たしますが、たんぱく質も主菜に次いで多く含まれます。たんぱく質の制限量を超えてしまわないためにも、主食はエネルギー量とたんぱく質量を合わせて把握しておきましょう。

ポイント

同じエネルギーをとるなら、ご飯がベスト！

　ご飯茶碗1杯150gと同じエネルギーをとるとしたら、食パンは何枚食べられるのでしょうか？　食パン6枚切りでは約1枚半、うどんなら200gがご飯150gに相当します。その1食分に含まれるたんぱく質量で見ると、いちばん少ないのは、ご飯です。

　腎臓病の食事の主食としては、ご飯がおすすめです。たんぱく質量が少なく、エネルギー量が確保できます。

ご飯
（茶碗1杯）150g
234kcal

たんぱく質 **3.8g**

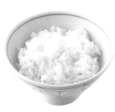

食パンとくらべると、たんぱく質量は約1/2！

● **ご飯150gと同じエネルギーのパンとめんの量＆たんぱく質量**

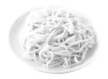
<
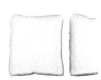
<

うどん
（ゆで・干しうどんをゆでたもの）
200g

たんぱく質 **6.2g**

食パン
（6枚切り約1枚半）
約94g

たんぱく質 **8.4g**

スパゲッティ
（ゆで）
156g

たんぱく質 **9.0g**

➡ご飯150gと同じエネルギーの主食の量＆たんぱく質量は、136ページの表を参照。

 要チェック

✓ 主食のなかでは、めん類は比較的たんぱく質量が多く、なかでもスパゲッティは多い食材。食べる量の調整が必要です。

ご飯を低たんぱく質食品に置き換える

　たんぱく質制限が厳しくなったら、主食に低たんぱく質食品を使うのもおすすめです。たとえば、たんぱく質の指示量が1日50gの場合は1日1食を、40gの場合は1日2食または3食の主食を置き換えます。主食のたんぱく質が減った分だけ、主菜でとるたんぱく質が増やせます。おかずを極端に減らすことなく、食事が豊かになります。

● ご飯茶碗1杯強（180g）のたんぱく質量でくらべた場合

＊ご飯の量は1食180gでくらべています。

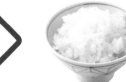

たんぱく質量
約4.3gの減に！

たんぱく質		たんぱく質
4.5g	＞	**0.2g**
普通のご飯 （精白米）		たんぱく質調整ご飯 （1/25タイプ）

● 主食を3食とも低たんぱく質食品に置き換えた場合

＊たんぱく質の指示量が40gの場合

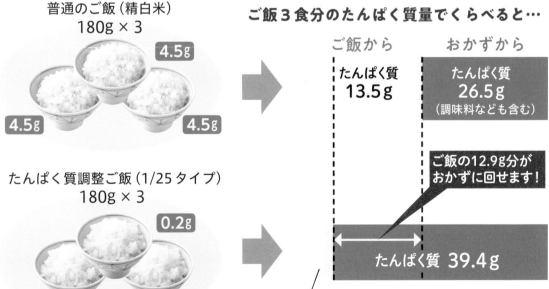

普通のご飯（精白米）
180g × 3

4.5g　4.5g　4.5g

たんぱく質調整ご飯（1/25タイプ）
180g × 3

0.2g　0.2g　0.2g

ご飯3食分のたんぱく質量でくらべると…

ご飯から	おかずから
たんぱく質 **13.5g**	たんぱく質 **26.5g** （調味料なども含む）

ご飯の12.9g分が
おかずに回せます！

たんぱく質 **39.4g**

たんぱく質 0.6g

主食

ご飯150g（234kcal）と同じエネルギーに相当する
成分値・たんぱく質の少ない順

主食で同じエネルギーを
とるときにたんぱく質の
少ない順がわかる！

食品名	重量（食べられる量）(g)	たんぱく質(g)
ライスペーパー	7枚・約69g	0.3
フォー（乾燥）	約93g	3.3
おにぎり	大1個・約138g	3.7
ご飯（胚芽精米）	ご飯茶碗1杯弱・約147g	4.0
全がゆ（精白米）	茶碗1と1/2杯・360g	4.0
切りもち	2個・約105g	4.2
クロワッサン	1と1/3個・約53g	4.2
ご飯（玄米）	ご飯茶碗1杯強・約154g	4.3
ご飯（発芽玄米入り）	ご飯茶碗1杯弱・約145g	4.4
ご飯（雑穀入り）	ご飯茶碗1杯弱・約145g	4.5
ビーフン（乾燥）	65g	4.6
コーンフレーク	約62g	4.8
ご飯（押し麦入り）	ご飯茶碗1杯弱・145g	4.8
赤飯	茶碗3/4杯・約126g	5.4
うどん（ゆで）	200g	6.2
即席カップめん	約75g	6.9
中華めん（蒸し）	1玉弱・約144g	7.1
そうめん（ゆで）	205g	7.2
ぶどうパン	6枚切り1と1/2枚・約89g	7.3
バターロール	小2個半・約76g	7.6
フランスパン	4cm厚さ2と2/3切れ・約81g	7.6
バンズ用パン	1個・90g	7.7
ライ麦パン	1.2cm厚さ1と1/2枚・約93g	7.8
ギョーザの皮	17枚・約85g	7.9
ピザ生地	2/3枚・約88g	8.0
中華めん（生）	2/3玉・約94g	8.1
ベーグル	1個弱・約87g	8.3
食パン	6枚切り1と1/2枚・約94g	8.4
イングリッシュマフィン	1と1/2個・約104g	8.5
スパゲッティ（ゆで）	156g	9.0
ナン	1と1/4枚・約91g	9.4
そば（ゆで）	207g	9.9

肉は脂肪の少ない赤身ほどたんぱく質量が多く、食べられる量が限られます。適度に脂肪を含む部位を選ぶのが、エネルギーを確保しながらたんぱく質を適切にとるコツです。

牛肉・豚肉 ポイント
赤身より、脂肪のあるロースやバラ肉を選ぶ

牛肉、豚肉ともに1食分のめやす量は50 ～ 60 g。薄切り肉にすると、約2枚程度です。使う量が少ない分、もも肉などの赤身より、ほどよく脂肪を含む肩ロースやロース、バラ肉などを選ぶと、たんぱく質オフにつながります。

● 牛肉50gあたりのたんぱく質量

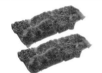

牛バラ（カルビ）
薄切り2枚
191kcal
たんぱく質
6.4g

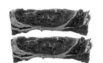

牛肩ロース（脂身つき）
薄切り2枚
148kcal
たんぱく質
8.1g

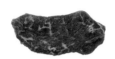

牛もも（脂身つき）
3mm厚さ1枚
98kcal
たんぱく質
9.8g

牛ヒレ
5cm角約2/3枚
89kcal
たんぱく質
10.4g

要チェック
☑ 和牛と国産牛の違いは？

肩ロース（脂身つき）100gでくらべると…

和牛	国産牛	輸入牛
380kcal	**295**kcal	**221**kcal
たんぱく質	たんぱく質	たんぱく質
13.8g	**16.2g**	**17.9g**

和牛は松坂牛や米沢牛など銘柄牛が対象で、国産牛は乳用肥育牛（ホルスタイン）です。このほか、輸入牛があり、栄養価に違いがあります。赤身の多い輸入牛がたんぱく質を多く含み、さらに国産牛より、和牛のほうが少なくなります（＊本書では国産牛の数値を掲載）。

要チェック
☑ 切り落とし肉とこま切れの栄養価は？

牛肉、豚肉ともに切り落としやこま切れ肉は、赤身と脂肪の割合もマチマチです。「肩ロース」や「もも（脂身つき）」などと、部位が表示されているものを購入すると、たんぱく質量が把握できます。

鶏肉　ポイント

たんぱく質量を抑えるなら、「胸肉」より「皮つきもも肉」を選ぶ

　鶏肉は肉類のなかでも脂肪が少なく、高たんぱくです。もも肉、胸肉ともに皮つきを選ぶと、たんぱく質量が抑えられ、比較的多く食べることができます。ささ身はたんぱく質量が多いので、食べる量をかげんしましょう。

● 50g（正味）あたりのたんぱく質量

			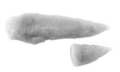
鶏もも肉（皮つき） 1/5枚	**鶏手羽先** 大1本・84g	**鶏胸肉（皮つき）** 約1/4枚	**鶏ささ身** 1と1/3枚
95kcal	**104**kcal	**67**kcal	**49**kcal
たんぱく質 **8.3g**	たんぱく質 **8.7g**	たんぱく質 **10.7g**	たんぱく質 **12.0g**

＊1本のめやすは70g（正味42g）だが、ここは比較しやすいように大1本84g（正味50g）で対比

もも肉と胸肉でくらべると、もも肉のほうが「2.4g」も少ない！

 要チェック

肉の加工品は高塩分でリンも多い！

ハム、ソーセージといった肉加工品は、食塩量やリン（無機リン）も多く含まれます。食べる量や頻度を減らすなどの工夫が必要です（食塩やリンの摂取制限については20ページ参照）。

 ボンレスハム
1枚20g

たんぱく質	リン
3.7g	**68mg**

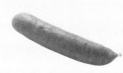 **ウインナソーセージ**
1本20g

たんぱく質	リン
2.3g	**40mg**

肉類

30gあたりの成分値・
たんぱく質の少ない順

1食30gとるときに
たんぱく質の少ない順がわかる!

食品名	エネルギー(kcal)	たんぱく質(g)
牛バラ	114	3.8
牛たん	95	4.0
牛リブロース(脂身つき)	114	4.2
合いがも(皮つき)	91	4.3
ラムロース(脂身つき)	86	4.7
牛肩ロース(脂身つき)	89	4.9
牛サーロイン(脂身つき)	94	5.0
鶏もも肉(皮つき)	57	5.0
牛ひき肉	75	5.1
豚肩ロース(脂身つき)	71	5.1
鶏手羽先	62	5.2
鶏ひき肉	51	5.3
豚ひき肉	63	5.3
鶏砂肝	26	5.5
鶏手羽元	53	5.5
鶏もも肉(皮なし)	34	5.7
鶏レバー	30	5.7
豚ロース(脂身つき)	74	5.8
牛もも(脂身つき)	59	5.9
牛レバー	36	5.9
ラムもも(脂身つき)	49	6.0
豚もも(脂身つき)	51	6.1
豚レバー	34	6.1
牛ヒレ	53	6.2
鶏胸肉(皮つき)	40	6.4
牛もも(脂身なし)	39	6.6
豚もも(脂身なし)	36	6.6
豚ヒレ	35	6.7
鶏胸肉(皮なし)	32	7.0
鶏ささ身	29	7.2

肉加工品

30gあたりの成分値・
たんぱく質の少ない順

1食30gとるときに
たんぱく質の少ない順がわかる!

食品名	エネルギー(kcal)	たんぱく質(g)
ウインナソーセージ	96	3.5
フランクフルトソーセージ	89	3.8
ベーコン	120	3.9
セミドライソーセージ	101	5.1
ロースハム	63	5.6
ボンレスハム	35	5.6
焼き豚	50	5.8
コンビーフ缶詰め	57	5.9
ローストビーフ	57	6.5
生ハム(促成)	73	7.2
スモークレバー	55	8.9

豆知識

☑ ブロイラーって?

鶏肉は成長の程度で「成鶏肉」と「若鶏肉」に区別されます。一般に売られているのは食用に飼育された若鶏肉(ブロイラー)で、生後3ヵ月未満をさします。栄養価も若鶏肉で算出します。

もも肉(皮つき)100gでくらべると…

若鶏肉
190kcal
たんぱく質
16.6g

成鶏肉
234kcal
たんぱく質
17.3g

栄養データで見る！
たんぱく質の賢いとり方
魚介類

高たんぱく・低脂肪の魚介類。使える量が少なく、肉とくらべてもボリュームが出にくいのが難点です。魚は脂がのったものを選び、どんな料理でも野菜をたっぷり合わせてボリュームを出しましょう。

青背の魚 ポイント

脂ののったさんまやいわしがおすすめ

青背の魚に含まれる脂、EPA や DHA は、動脈硬化の予防が期待できますが、高たんぱく食材。なかでもかつおは断トツに多いので要注意。脂ののったさんまやいわしなどが、比較的たんぱく質が少なめです。

● 50g（正味）あたりのたんぱく質量

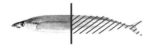 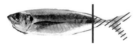  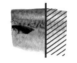

さんま 約1/2尾	あじ 中1尾弱	さば 約2/3切れ	かつお（秋獲り）刺し身用2と4/5枚
144kcal	56kcal	106kcal	75kcal
たんぱく質 9.1g	たんぱく質 9.9g	たんぱく質 10.3g	たんぱく質 12.5g

白身魚・赤身魚 ポイント

まぐろは赤身よりトロ、鮭の食べすぎに注意！

白身魚や赤身魚は青背の魚にくらべるとたんぱく質量は多く、なかでも鮭やまぐろは多め。食べる量に限りがある分、フライやいため物など、油を使った調理でエネルギーを確保しましょう。

● 50g（正味）あたりのたんぱく質量

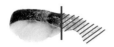 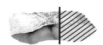 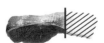

たら 3/5切れ	かじき（めかじき）2/5切れ	たい 3/5切れ	鮭 3/5切れ
36kcal	70kcal	80kcal	62kcal
たんぱく質 8.8g	たんぱく質 9.6g	たんぱく質 10.5g	たんぱく質 11.2g

● まぐろの赤身とトロをくらべてみると…

まぐろ（トロ）刺し身用3切れ

154 kcal たんぱく質 **10.1g**

まぐろ（赤身）刺し身用3切れ
51 kcal たんぱく質 **12.2g**

いか・えび・たこ ポイント

下処理したもので食べる量を把握

　いか、えび、たこも良質なたんぱく源。魚同様高たんぱく食材ですから、1食分30〜50gをめやすに、適量を守ってバランスよく食べましょう。いかは下処理したものを買い求めると、実際に食べる量が把握できます。

● 50g（正味）あたりのたんぱく質量

するめいか（胴）1/3ぱい
38kcal
たんぱく質 **9.0g**

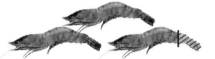
えび（大正えび）約3尾弱
45kcal
たんぱく質 **10.9g**

たこ（ゆで）足1/3本
46kcal
たんぱく質 **10.9g**

貝類 ポイント

低たんぱくの貝類。たんぱく質調整に上手に活用を

　あさり、カキなどの貝類はたんぱく質量が少ない食材ですが、ほたてはたんぱく質が多いので食べる量を控えめに。また、あさりは塩分も多く含まれます。量は控えめにしましょう。

● 50g（正味）あたりのたんぱく質量

貝類のなかでも塩分が多いので量は控えめに！
あさり（殻つき）約13個
14kcal
たんぱく質 **3.0g** 食塩相当量 **1.1g**

カキ（殻つき）4個
29kcal
たんぱく質 **3.5g** 食塩相当量 **0.6g**

ほたて貝柱2と1/2個
41kcal
たんぱく質 **8.5g** 食塩相当量 **0.2g**

魚介類

**30gあたりの
成分値・たんぱく質の少ない順**

1食30gとるときに
たんぱく質の少ない順がわかる!

食品名	エネルギー (kcal)	たんぱく質 (g)
あさり	8	1.8
はまぐり	11	1.8
カキ	17	2.1
しじみ	16	2.3
ほたるいか	22	3.5
ぎんだら	63	4.1
ほたて貝	20	4.1
わかさぎ	21	4.3
ずわいがに (ゆで)	20	4.5
うに	33	4.8
ほたて貝柱	25	5.1
いさき	35	5.2
ほっけ	31	5.2
あゆ	41	5.3
きんめだい	44	5.3
たら	22	5.3
たらばがに (ゆで)	23	5.3
やりいか	24	5.3
さんま	86	5.4
するめいか	23	5.4
かたくちいわし	51	5.5
毛がに (ゆで)	23	5.5
さくらえび (ゆで)	24	5.5
ブラックタイガー	23	5.5
きす	22	5.6
かます	41	5.7

食品名	エネルギー (kcal)	たんぱく質 (g)
いわし (まいわし)	47	5.8
めかじき	42	5.8
あじ	34	5.9
あまえび	26	5.9
キングサーモン	53	5.9
ぎんざけ	56	5.9
まがれい	27	5.9
子持ちがれい	37	6.0
さわら	48	6.0
まぐろ・トロ (黒まぐろ)	92	6.0
さば	63	6.2
たい (まだい)	48	6.3
ぶり	67	6.4
大正えび	27	6.5
たこ (ゆで)	27	6.5
まぐろ (赤身・みなみまぐろ)	26	6.5
鮭	37	6.7
たらこ	39	7.2
まぐろ (赤身・きはだまぐろ)	31	7.3
かつお (秋獲り)	45	7.5
めじまぐろ	42	7.6
かつお (春獲り)	32	7.7
まぐろ (赤身・黒まぐろ)	35	7.9
イクラ	76	9.8

魚介加工品

**30gあたりの
成分値・たんぱく質の少ない順**

1食30gとるときに
たんぱく質の少ない順がわかる!

食品名	エネルギー (kcal)	たんぱく質 (g)
はんぺん	28	3.0
魚肉ソーセージ	47	3.5
かに風味かまぼこ	27	3.6
かまぼこ(蒸し)	28	3.6
焼きちくわ	36	3.7
さつま揚げ	41	3.8
ししゃも(生干し)	48	4.7
さばみそ煮缶詰め	63	4.9
さんまかば焼き缶詰め	66	5.2
ツナ缶(水煮)ホワイトフレーク	29	5.5
ツナ缶(油漬け)ホワイトフレーク	84	5.6
ツナ缶(味つけ)フレーク	40	5.7
ほたて貝柱水煮缶詰め	26	5.9
あじ開き干し	45	6.1
あさり水煮缶詰め	31	6.1
オイルサーディン	105	6.1
かに水煮缶詰め(たらばがに)	26	6.2
ほっけ開き干し	48	6.2
辛子明太子	36	6.3
さば水煮缶詰め	52	6.3
塩鮭	55	6.7
うなぎかば焼き	86	6.9
しらす干し(微乾燥品)	34	7.4
煮干し	89	19.3
かつお節(削り節)	98	22.7

魚介加工品は食塩量に注意!

練り物や干物などは食塩量が多く含まれています。減塩のためには、食べる量と頻度を控えるのが賢明です。特にたらこ、辛子明太子、しらす干しは30g中に1.0g以上の食塩を含むため注意しましょう。

さばの缶詰めは食べすぎに注意!

さばの水煮缶やツナ缶などは水煮にすることでカリウムは減りますが、たんぱく質は生と同じように多め。量はかげんして上手に活用しましょう。

143

栄養データで見る！
たんぱく質の賢いとり方
卵、乳・乳製品

卵と牛乳はどちらも体内で合成できない必須アミノ酸が豊富に含まれた、完全栄養食品です。卵は1日に1個か1/2個を献立に上手に活用しましょう。牛乳も不足しがちなカルシウムの供給源として、とりたい食品です。

卵 ポイント

卵はS、M、L。どのサイズを選ぶかも重要

卵に含まれるたんぱく質量は、サイズで違いがあります。MとLサイズでは、Lのほうが0.9gも多くなります。たんぱく質制限がある場合は、サイズの選択も重要なポイントです。

● 卵1個、S・M・Lサイズごとのたんぱく質量

卵S玉
50g（正味43g）

61kcal
たんぱく質
5.3g

卵M玉
60g（正味51g）

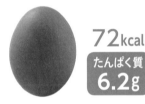

72kcal
たんぱく質
6.2g

卵L玉
68g（正味58g）

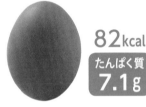

82kcal
たんぱく質
7.1g

乳・乳製品 ポイント

牛乳はカリウムやリンも多いので量は控えめに

牛乳はすぐれたカルシウム源。毎日とりたい食品です。ただし、カリウムとリンも多いので制限がある場合は、摂取量に注意が必要です。

● 牛乳（普通・低脂肪）200mlのたんぱく質量

牛乳（普通）200ml

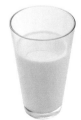

128kcal
たんぱく質
6.9g
カリウム
315mg
リン
195mg

牛乳（低脂肪）200ml

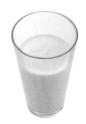

88kcal
たんぱく質
8.0g
カリウム
399mg
リン
189mg

たんぱく質量は普通牛乳のほうが200mlで1.1g少ない。

卵、乳・乳製品

30gあたりの成分値・たんぱく質の少ない順

1食30gとるときにたんぱく質の少ない順がわかる!

食品名	エネルギー(kcal)	たんぱく質(g)
卵豆腐	23	2.0
卵白	13	3.0
厚焼き卵	44	3.2
うずら卵水煮缶詰め	49	3.3
だし巻き卵	37	3.3
鶏卵	43	3.7
ポーチドエッグ	44	3.7
うずら卵	47	3.8
ゆで卵	40	3.8
ピータン	56	4.1
卵黄	101	5.0

1食30gとるときにたんぱく質の少ない順がわかる!

食品名	エネルギー(kcal)	たんぱく質(g)
乳酸菌飲料	19	0.3
生クリーム(植物性)	106	0.4
生クリーム(乳脂肪)	121	0.6
ヨーグルトドリンク	19	0.9
牛乳(普通)	18	1.0
牛乳(低脂肪)	13	1.1
プレーンヨーグルト	17	1.1
ホイップクリーム(乳脂肪・植物性脂肪)	118	1.2
コーヒーホワイトナー(液状・乳脂肪・植物性脂肪)	68	1.4
無糖練乳(エバミルク)	40	2.0
加糖練乳(コンデンスミルク)	94	2.3
クリームチーズ	94	2.5
カッテージチーズ	30	4.0
モッツァレラチーズ	81	5.5
カマンベールチーズ	87	5.7
プロセスチーズ	94	6.8
ゴーダチーズ	107	7.7
チェダーチーズ	117	7.7
ピザ用チーズ(市販品)	116	7.7
エメンタールチーズ	119	8.2
エダムチーズ	96	8.7
スキムミルク	106	10.2
パルメザンチーズ	134	13.2

豆知識

☑ 卵は「赤玉」のほうが栄養価が高い?

「白玉」と「赤玉」の色の違いは、鶏の種類の違いやエサの違いによるもので、栄養成分に変わりはなく、どちらも栄養価に違いはありません。店頭では赤玉のほうが値段が高いことがありますが、これは「赤玉を産む茶色の鶏がエサをよく食べるためにコストがかかる」というのが原因のひとつです。

豆・豆製品

大豆製品は、肉や魚と同じぐらいたんぱく質が多い食品です。主菜に肉や魚介を使うときは大豆・大豆製品からとるたんぱく質量は2〜3gと控えめに。豆腐なら約40〜50g（1/6〜1/8丁）です。

ポイント 木綿より絹ごしのほうが、たんぱく質が少ない

絹ごし豆腐と木綿を100gに含まれるたんぱく質量でくらべると、水分が多い絹ごしのほうが1.7g少なくなります。ボリュームが出やすいのは木綿豆腐ですが、絹ごし豆腐を使う場合は、油を使うなどしてボリュームアップするなど、上手に活用しましょう。

● 豆腐100gのたんぱく質量

絹ごし豆腐 1/3丁

56kcal
たんぱく質 5.3g

木綿豆腐 1/3丁

73kcal
たんぱく質 7.0g

焼き豆腐 1/3丁

82kcal
たんぱく質 7.8g

絹ごしと木綿では1.7gの差があり、さらに焼き豆腐は0.8g多い！

ポイント 納豆は1食20〜30gをめやすにして食べすぎない

納豆は大豆製品のなかではたんぱく質が多い食品。1パック50gに8.3gも含まれます。また、カリウムも多いので1食分20〜30gをめやすにとりすぎないように注意しましょう。

● 納豆、厚揚げ、油揚げ50gのたんぱく質量

納豆 1パック

95kcal
たんぱく質 8.3g

厚揚げ 1/3枚

72kcal
たんぱく質 5.4g

がんもどき 中2/3個

112kcal
たんぱく質 7.7g

厚揚げ、がんもどきも高たんぱく。食べすぎに注意！

豆・豆製品　30gあたりの成分値・たんぱく質の少ない順

1食30gとるときに
たんぱく質の少ない順がわかる!

食品名	エネルギー (kcal)	たんぱく質 (g)
調整豆乳	19	1.0
豆乳	13	1.1
ゆで小豆（缶詰め）	61	1.3
充てん豆腐	17	1.5
絹ごし豆腐	17	1.6
うぐいす豆	68	1.7
おから	26	1.8
木綿豆腐	22	2.1
焼き豆腐	25	2.3
小豆（ゆで）	37	2.6
青えんどう（ゆで）	39	2.8
赤えんどう（ゆで）	39	2.8
金時豆（ゆで）	38	2.8
ひよこ豆（ゆで）	45	2.9
緑豆（ゆで）	38	3.1
厚揚げ	43	3.2
レンズ豆（ゆで）	45	3.4
大豆水煮缶詰め	37	3.9
大豆（ゆで）	49	4.4
がんもどき	67	4.6
納豆	57	5.0
ひき割り納豆	56	5.0
ゆば（生）	65	6.5
油揚げ	113	7.0
きな粉	135	11.0
高野豆腐	149	15.2

豆類はカリウムも多い!

大豆、豆類はいずれも食物繊維が豊富で、腎臓病の悪化につながる肥満の予防に有効です。
大豆はたんぱく質が主成分ですが、大豆以外の豆は炭水化物が主成分です。たんぱく質は比較的少なめですが、とりすぎは禁物。
また、大豆、大豆以外の豆もともにカリウムが多く含まれます。カリウムはゆでたり煮たりすることで減りますが、食べすぎには注意しましょう。

栄養データで見る！
たんぱく質 & カリウムの 賢いとり方
野菜

野菜にもたんぱく質は含まれています。たんぱく質制限がある場合、1日に野菜からとるたんぱく質のめやすは 2.5～3g です。また、野菜にはカリウムも多く含まれています。たんぱく質量とともにカリウム量もチェックしておきましょう。

たんぱく質のとり方

💡 青菜やブロッコリーはとりすぎに注意

　青菜類などの緑黄色野菜はたんぱく質が多めで、なかでもブロッコリー、菜の花、モロヘイヤが多め。また、淡色野菜のなかではたけのこやカリフラワーなどにたんぱく質が多く、枝豆やそら豆も多いので、とりすぎに注意が必要です。

● 野菜30g（正味）のたんぱく質量

カリフラワー
1と1/5房

8 kcal
たんぱく質 0.9g

菜の花
3本
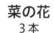
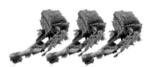
10 kcal
たんぱく質 1.3g

ブロッコリー
2と1/2房

11 kcal
たんぱく質 1.6g

枝豆（ゆで）
30さや
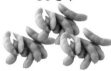
35 kcal
たんぱく質 3.5g

💡 たんぱく質の少ない野菜と多い野菜を組み合わせる

　野菜の摂取量は1日300g以上がめやす。効率よくとるには、たんぱく質が多い緑黄色野菜は控えめにし、たんぱく質が少なめの淡色野菜を中心に組み合わせるのもよい方法です。

● たんぱく質2.5～3gをとる場合の野菜の組み合わせ例

例1 たんぱく質が 少なめの野菜の 組み合わせ
野菜量 約300g
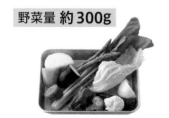

例2 たんぱく質が 少なめの野菜と 多めの野菜の組み合わせ
野菜量 約200g
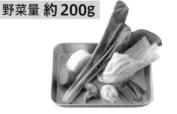

例3 たんぱく質が 多めの野菜の 組み合わせ
野菜量 約100g
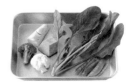

カリウムのとり方

 ポイント

野菜は調理の工夫でカリウム量を減らす

カリウムは水に溶ける性質を持っています。野菜を調理の際に水にさらしたり、ゆでこぼしたりすることで、カリウムを3〜4割減らすことができます。

また、カリウムは食品を形作っている細胞のなかに多く含まれています。野菜を「切る」と、細胞がこわれてカリウムが出やすくなります。野菜を小さく切ってからゆでると、カリウムを減らすのにより効果的です。生で食べる野菜は水にさらしてから、ちぎったり、薄く切ったりして表面積をできるだけ広くしましょう。

● ほうれんそう100g（生・正味）とゆでたあと⑴*⑵の栄養価の変化

	エネルギー(kcal)	たんぱく質(g)	カリウム(mg)	リン(mg)
生	18	2.2	690	47
ゆでたもの	16	1.8	**340**	30

カリウムはゆでると半減！

＊食品は加熱すると、食品の量（かさ）も変わります。ほうれんそうの場合、ゆでてから水けをしぼるため30％ほど重量が減ります。

● 野菜50g（生・正味）とゆでたあとのカリウム量

料理の栄養計算は、食材の「生」の成分値を用いるのが基本です。では、野菜はゆでたらどのぐらいカリウムが減るのでしょうか？ ほうれんそう以外の野菜でも、ゆでたあとのカリウム量の変化を見てみましょう。

＊野菜はゆでると重量が変化するため、それを考慮して対比しています。野菜の「生」と「ゆで」のカリウム量の変化は150ページを参照。

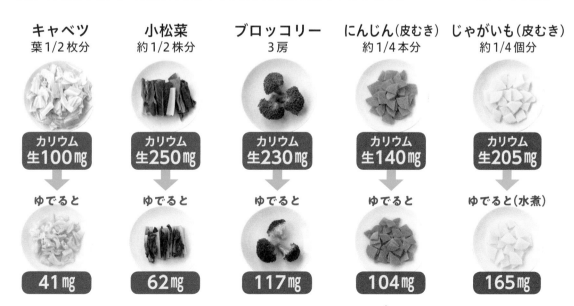

キャベツ 葉1/2枚分	小松菜 約1/2株分	ブロッコリー 3房	にんじん（皮むき）約1/4本分	じゃがいも（皮むき）約1/4個分
カリウム 生100mg	カリウム 生250mg	カリウム 生230mg	カリウム 生140mg	カリウム 生205mg
ゆでると	ゆでると	ゆでると	ゆでると	ゆでると（水煮）
41mg	62mg	117mg	104mg	165mg

野菜

**100gあたりの成分値・
カリウム量の少ない順&
加熱後のカリウム量**

野菜を同じ重量
（100g・正味）とる
ときのカリウムの
少ない順がわかる

野菜をゆでたあと
のカリウム量の
変化がわかる

食品名	エネルギー (kcal)	たんぱく質 (g)	カリウム (mg)	ゆでたあとのカリウム (mg)
もやし（ブラックマッペ）	17	2.2	65	10
貝割れ大根	21	2.1	99	*
豆苗	27	3.8	130	47
玉ねぎ	33	1.0	150	98
茎にんにく	44	1.9	160	158
大豆もやし	29	3.7	160	43
ピーマン	20	0.9	190	192（油いため）
さやえんどう	38	3.1	200	157
長ねぎ	35	1.4	200	150
キャベツ	21	1.3	200	82
きゅうり	13	1.0	200	*
レタス	11	0.6	200	*
赤ピーマン	28	1.0	210	211（油いため）
トマト	20	0.7	210	*
みょうが	11	0.9	210	*
なす	18	1.1	220	180
白菜	13	0.8	220	115
大根（皮なし）	15	0.4	230	181
わけぎ	30	1.6	230	173
かぶ（根・皮なし）	19	0.6	250	223
オクラ	26	2.1	260	272
さやいんげん	23	1.8	260	254
チンゲンサイ	9	0.6	260	178
にがうり	15	1.0	260	237（油いため）
グリーンアスパラガス	21	2.6	270	250
しょうが（皮なし）	28	0.9	270	91（すりおろし）
にんじん（皮なし）	30	0.8	270	209
とうもろこし	89	3.6	290	319
ごぼう	58	1.8	320	191
ズッキーニ	16	1.3	320	*
あさつき	34	4.2	330	317
グリンピース	76	6.9	340	299
菜の花	34	4.4	390	170
カリフラワー	28	3.0	410	218

食品名	エネルギー	たんぱく質	カリウム	ゆでたあと
じゃがいも	59	1.8	410	330（水煮）
せり	17	2.0	410	175
セロリ	12	0.4	410	*
長いも	64	2.2	430	348
そらまめ	102	10.9	440	390
れんこん	66	1.9	440	218
かぼちゃ	78	1.9	450	421
しゅんぎく	20	2.3	460	213
ブロッコリー	37	5.4	460	233
さつまいも（皮なし）	126	1.2	480	470（蒸し）
水菜	23	2.2	480	300
小松菜	13	1.5	500	123
三つ葉（根三つ葉）	19	1.9	500	221
にら	18	1.7	510	252
にんにく	129	6.4	510	506（油いため）
たけのこ	27	3.6	520	423
モロヘイヤ	36	4.8	530	240
枝豆	125	11.7	590	470
やまといも	119	4.5	590	*
さといも	53	1.5	640	532（水煮）
ほうれんそう	18	2.2	690	343

＊野菜の「生」と「ゆで」のカリウム量の変化も掲載。野菜はゆでると重量が変化するため、それを考慮して対比しています。あわせて野菜100gに含まれるたんぱく質量も掲載していますので、参考にしてください。なお、「ゆで」の項目で（＊）とあるものは、良品成分表で数値が掲載されていないものです。

きのこ

100gあたりの成分値・カリウム量の少ない順＆加熱後のカリウム量

きのこ類もゆでるとカリウム量が減少します。なかでも減少率が高いのがエリンギ。ほぼ半減します。きのこ類も下ゆでしてから調理し、カリウム量を減らしましょう。

＊きのこも野菜と同じくゆでると重量が変化するため、それを考慮して対比しています。あわせてたんぱく質量も掲載していますので、参考にしてください。

食品名	エネルギー (kcal)	たんぱく質 (g)	カリウム (mg)	ゆでたあとのカリウム(mg)
まいたけ	22	2.0	230	95
なめこ	21	1.8	240	210
生しいたけ	25	3.1	290	220
えのきたけ	34	2.7	340	232
エリンギ	31	2.8	340	198
ひらたけ	34	3.3	340	244
マッシュルーム	15	2.9	350	214
しめじ	22	2.7	370	246
きくらげ（乾燥）	216	7.9	1000	370
干ししいたけ	258	21.2	2200	1140

栄養データで見る！
たんぱく質 & カリウムの
賢いとり方
果物

ビタミン類が豊富に含まれている果物ですが、カリウムの含有量も多い食品。カリウム制限や水分制限がある場合は、特に摂取量には注意が必要です。

カリウムのとり方

💡 ポイント
果物はフレッシュから缶詰めにかえる

　果物はカリウムが多く、アボカド、バナナ、メロンには100g中300mg以上も含まれています。果物をとるなら缶詰めがおすすめ。カリウムは水溶性の成分なので、シロップに溶け出します。その分、果肉のカリウム量は少なくなります。缶詰めではビタミンCは期待できませんが、エネルギー補給に重宝します。ただし、糖尿病性腎症の場合は生の果物を選びましょう。

● 100g（正味）中、カリウム300mg以上の果物

カリウムが多い果物のワースト3！

食べすぎに要注意！

アボカド 大1/2個
カリウム
590mg

バナナ 大1本
カリウム
360mg

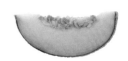
メロン 小1/6個
カリウム
340mg

● 果物の「生」と「缶詰め」のカリウム量

みかん 10房・50g（正味）

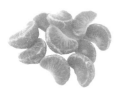
カリウム
生**75mg**

→

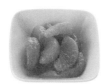
缶詰め
カリウム
38mg
＊シロップは含まない

パイナップル 1切れ・40g（正味）

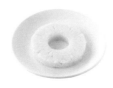
カリウム
生**60mg**

→

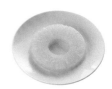
缶詰め
カリウム
30mg
＊シロップは含まない

シロップにはカリウムが溶け出ているので飲まないこと

果物

100gあたりの
成分値・カリウムの
少ない順

果物を同じ重量（100g・正味）とる
ときのカリウムの少ない順がわかる！

食品名	エネルギー(kcal)	カリウム(mg)
洋なし缶詰め	79	55
ブルーベリー	48	70
みかん缶詰め(果肉)	63	75
桃缶詰め	82	80
すいか	41	120
パイナップル缶詰め	76	120
りんご(皮なし)	53	120
ぶどう(皮なし)	58	130
グレープフルーツ	40	140
なし	38	140
洋なし	48	140
みかん	49	150
びわ	41	160
いちご	31	170
いちじく	57	170
柿	63	170
マンゴー	68	170
オレンジ	48	180
きんかん	67	180
桃	38	180
さくらんぼ	64	210
プルーン	49	220
アメリカンチェリー	64	260
キウイフルーツ	51	300
メロン	40	340
バナナ	93	360
アボカド	178	590

種実

10gあたりの
成分値・たんぱく質の
少ない順

全般的にたんぱく質が多く、食塩量も多い種実。
少量でもたんぱく質量アップにつながるので、
食べすぎに注意が必要です。味つけのないもの
がおすすめです。

種実を同じ重量（10g・正味）とる
ときのたんぱく質の少ない順がわかる！

食品名	エネルギー(kcal)	たんぱく質(g)	カリウム(mg)
梅干し	3	0.1	22
栗(甘露煮)	23	0.2	8
栗	15	0.3	42
ぎんなん	17	0.5	71
ぎんなん(ゆで)	17	0.5	58
マカデミアナッツ(いり・味つけ)	75	0.8	30
ヘーゼルナッツ	70	1.4	61
くるみ(いり)	71	1.5	54
松の実(いり)	67	1.5	62
ピスタチオ(いり・味つけ)	62	1.7	97
カシューナッツ(フライ・味つけ)	59	2.0	59
ごま(いり)	61	2.0	41
アーモンド(フライ・味つけ)	63	2.1	76
ピーナッツ(らっかせい)	61	2.7	77

索引

たんぱく質調整食品

●監修　　　貴堂明世　アム・ティッシュ主宰、管理栄養士
●医学監修　石橋由孝　日本赤十字社医療センター腎臓内科部長

＊本書に掲載されている食品の栄養成分値は、文部科学省科学技術・学術審議会資源調査分科会報告「日本食品標準成分表2020年版（八訂）」の数値をもとに算出したものです。なお、食品の栄養成分値は品種や産地、季節などの条件によって違います。成分値は平均的な数字です。めやすとしてご利用ください。

＊一部の市販品は2021年8月現在のもので、今後内容が変更される場合があります。

＊料理の栄養価は「日本食品標準成分表2020年版（八訂）」の調理済み流通食品の数値から算出していますが、一部は一般的な材料と作り方をもとに算出しています。材料により栄養価が異なる場合があります。

Staff

装丁・本文デザイン　植田尚子
栄養指導・計算　　　貴堂明世
編集まとめ　　　　　早 寿美代（兎兎工房）
撮影　　　　　　　　松木 潤（主婦の友社）／
　　　　　　　　　　三宅文正（フォトオフィスKL）／
　　　　　　　　　　安井真喜子
DTP　　　　　　　　植田尚子
調理協力・スタイリング　中山明美・安保美由紀（兎兎工房）
イラスト　　　　　　シママスミ　オカダナオコ
編集担当　　　　　　平野麻衣子（主婦の友社）

いちばんやさしい腎臓病の人のためのたんぱく質べんり帳

2021年9月30日　第1刷発行

編　者　主婦の友社
発行者　平野健一
発行所　株式会社主婦の友社
　　　　〒141-0021　東京都品川区上大崎3-1-1 目黒セントラルスクエア
　　　　電話　編集：03-5280-7537（編集）
　　　　　　　販売：03-5280-7551（販売）
印刷所　大日本印刷株式会社

Ⓒ Shufunotomo Co., Ltd. 2021 Printed in Japan　ISBN978-4-07-449289-3
■本書の内容に関するお問い合わせ、また、印刷・製本など製造上の不良がございましたら、主婦の友社（電話03-5280-7537）にご連絡ください。
■主婦の友社が発行する書籍・ムックのご注文は、お近くの書店か主婦の友社コールセンター（電話0120-916-892）まで。
＊お問い合わせ受付時間　月〜金（祝日を除く）　9:30〜17:30
　主婦の友社ホームページ　https://shufunotomo.co.jp/